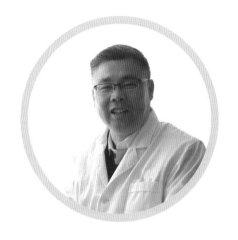

痛风治疗新探

——戴军医生真实图片揭秘痛风真相

戴军◎著

U0308852

中国中医药出版社
·北京·

图书在版编目（CIP）数据

痛风治疗新探 / 戴军著 . —北京：中国中医药出版社，
2020.10（2022.10 重印）
ISBN 978 - 7 - 5132 - 6313 - 9

Ⅰ.①痛…　Ⅱ.①戴…　Ⅲ.①痛风—中西医结合疗法
Ⅳ.① R589.705

中国版本图书馆 CIP 数据核字（2020）第 120310 号

中国中医药出版社出版
北京经济技术开发区科创十三街 31 号院二区 8 号楼
邮政编码　100176
传真　010-64405721
三河市同力彩印有限公司印刷
各地新华书店经销

开本 880×1230　1/32　印张 6.75　字数 129 千字
2020 年 10 月第 1 版　2022 年 10 月第 2 次印刷
书号　ISBN 978 - 7 - 5132 - 6313 - 9

定价　48.00 元
网址　www.cptcm.com

服 务 热 线　010-64405510
购 书 热 线　010-89535836
维 权 打 假　010-64405753

微信服务号　zgzyycbs
微商城网址　https://kdt.im/LIdUGr
官 方 微 博　http://e.weibo.com/cptcm
天猫旗舰店网址　https://zgzyycbs.tmall.com

如有印装质量问题请与本社出版部联系（010-64405510）
版权专有　侵权必究

序 ■

自 1949 年中华人民共和国成立，尤其是 1978 年改革开放以来，中华民族在中国共产党的领导下，在民族复兴的道路上大踏步前进，人民的生活水平得到了巨大的提高，人口数量从 5.5 亿增长到 14 亿多，人均寿命从 35 岁提高到现今的 76.1 岁。

与此同时我们也应该看到，随着生活、工作方式的改变，人口老龄化，国人的身体健康出现不少问题，恶性肿瘤、高血压、糖尿病和心脑血管疾病等慢性病严重困扰着人们。一波未平又起一波，就在我们疲于应对"三高"时，"第四高"即高尿酸及其引发的痛风又悄然而至，而且来势汹汹，不但危害中老年人，还殃及许多年轻人，其中最小的才 3 岁啊！

对痛风我是深有体会的，那种切肤之痛，想起来就令人不寒而栗。而正是这种剧痛，往往掩盖了痛风对人体更严重的甚至是致死的危害——骨质损伤、关节畸形、肾结石，直至尿毒症。

我很关注痛风，阅读过不少相关的文献和专著，它们很多都很专业，但对于普通患者和读者来说却过于抽象。戴军医生的书《痛风治疗新探》则没有太多深奥的医学理论和难懂的专业术语，而是力图用临床真实的检查报告、痛风发展过程中各阶段的真实图片，直观地、循序渐进地展示痛风的发生发展过程，让人一目了然。

戴军医生具有比较扎实的哲学功底，他能在痛风诊疗和康复过程中应用哲学思维，有机地将中西医联系起来，辨病、辨证论治，指出痛风是可以治愈的，但需要建立统一战线的"持久战"。他还用许多痛风痊愈的真实案例，大大增强了痛风病人抗击痛风并取得最终胜利的决心和信心。

为了让读者能更容易看懂，有着 12 年医学院校教学经历和丰富人生阅历的戴军医生，用我们身边大量的现实生活实例来诠释深奥难懂的医学原理，比如用警匪枪战来解释痛风急性发作的过程；用厨房下水道疏通后又被菜叶剩饭堵塞的过程来解释痛风治愈后又再复发的过程。他还以餐馆养鱼池进出水的过程为模板，设计出尿酸正常代谢与痛风发生和治疗原理模型图，很巧妙地把我们从现实生活中带进科学殿堂。所以，这本书是一本难得的痛风科普图书，不但适合痛风病人学习，也可作为医学生、基层医务人员的参考书籍。

最好的医生是我们自己！戴军医生非常注重病人自身的健康意识和健康管理。和读书一样，有再好的老师，自己不努力是考不出好成绩的。病人有再高明的医生，有再好的药物，自己不坚持治疗，不改变不良的生活和工作习惯，也是很难彻底治愈疾病的。所以，我很赞成"自我保健意识和长期的健康管理是痛风能否治愈的关键"这个说法。

　　衷心希望本书能给更多的痛风病人以启迪，增强战胜痛风的信心，并坚持到最终康复！

中国工程院院士

复旦大学化学系教授　陈芬儿

博士生导师

2020 年 7 月 23 日

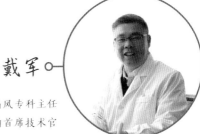

戴军

杭州御湘湖瑞竹堂痛风专科主任
深圳普乐菲痛风管理机构首席技术官
浙江省休闲养生协会专家委员会专家咨询委
江西抚州赞育堂中医院痛风专科主任
江西省保健学会痛风与代谢病学分会第一届委员会委员

前言 ▪

　　我是一名在医药一线岗位工作40年，专注高尿酸血症和痛风治疗、康复工作十年的痛风专科医生。经常有痛风病人问我，痛风能不能治愈或者说根治，我的回答是："能，又不能！"

　　之所以能，是对于那些发病时间短、病情轻，能彻底改变不良生活和工作习惯，严格控制饮食、适当运动的，经过一段时间的规范治疗，是可以治愈甚至根治的。

　　之所以能，是因为在痛风急性发作，病人剧痛难忍不能动弹时，我们可以快速止痛，甚至不需要药物，仅靠传统的中医手法，病人十几分钟就可以下地行走。我们可以通过中西医并重、饮食控制和运动指导等综合性方法，让直径3cm左右的痛风石两个月消失，也可以让慢性痛风病人连续7年血尿酸保持稳定，痛风至今没有再复发。

　　之所以不能，是对于那些发病时间长，病情严重到处于痛风慢性晚期的人，就很难做到治愈了，更不要说根治了！

之所以不能，是因为很多痛风病人对高尿酸血症的危害和由其引起的痛风可能致残，引发猝死、肾结石和尿毒症等严重危害不了解，思想麻痹，往往"痛则治，不痛则不治"，上午还在打吊针止痛，晚上又接着喝酒吃肉打麻将。也有不少病人不断尝试国外进口药物、偏方、保健品等各种方法，效果甚微甚至更严重，从而迷茫放弃。

行医多年，每当看着一个个铁骨铮铮的汉子，居然被一个小指（趾）头的疼痛折磨得死去活来、痛不欲生，有的甚至因为尿毒症而故去，我心如油煎！看到有些病人痛后又去胡吃海喝，忍不住想去呵斥一番，真是恨铁不成钢啊！但我知道这些都无济于事，需要做的是加强高尿酸血症和痛风知识的宣传和普及，让全社会的老百姓从心里真正重视高尿酸血症和痛风的危害。

衷心感谢我的恩师，原第一军医大学（现南方医科大学）博士生导师、原深圳三九医药研究院院长王金锐教授，他鼓励并支持我把自己多年治疗、调理高尿酸血症和痛风的临床经验进行总结，以临床真实图片和通俗易懂的文字内容相结合的方式展示出来，作为科普图书，向公众尤其是高尿酸血症和痛风病人普及高尿酸血症和痛风的基本知识。

衷心感谢德高望重的中国工程院院士、上海复旦大学陈芬儿教授百忙之中抽空指导并为本书撰写序言！

衷心感谢中国医师协会风湿免疫病科医师分会会长、北京协和医院风湿免疫科主任曾小峰教授和北京协和医院第十七届风湿免疫病诊治进展学习班的全体老师对我的培训和指导！

衷心感谢杭州御湘湖国际健康城董事长孙国祥先生、沈阳抗风竤集团董事长孙汭钧先生、河南省洛阳正骨医院（河南省骨科医院）运动医学关节镜科高万旭主任等对本书编写给予的指导和帮助！也感谢本书所用参考书籍、学术论文的作者们！

感谢我的痛风病人，他们中有不少人非常信任我并遵医嘱，且坚持治疗，因而取得了很好的疗效。在本书编写需要时，他们又给予了无私的帮助！

最后感谢我的家人，是他们多年来给予我默默的支持和奉献！

由于痛风是近年来才凶猛发展的疾病，本人又长期在基层临床工作，收集的资料不全，加上自己学识水平有限，书中如有不足之处恳请大家提出宝贵意见和建议，以便进一步完善。

为力求真实，本书采用的图片大部分为病人实景拍摄，有些可能会让人不适，阅读时请做好心理准备。

2020 年 4 月 30 日于杭州

目录

痛风是近年来在我国发展迅猛的慢性病

痛风（gout）是近年来在我国发展迅猛的疾病，似乎在一夜之间中国的老百姓惊讶地发现，除了高血压、高血糖、高血脂（"三高"），身边又多了一高——高尿酸（第四高），其中的不少人发展成为痛风病人。

痛风急性发作时剧痛难忍，而且以男性发病为主，男：女为（15~20）:1，典型的天下"男人第一痛"。

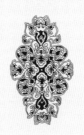

"旧时王谢堂前燕，飞入寻常百姓家"，用这句话来描述痛风非常贴切，因为痛风原本高发于经济发达的欧洲，很多王公贵族、达官贵人和科技文化名人患有痛风，故称为"帝王病"和"精英病"。在中国，1948 年报道了首例痛风，至 1958 年国内也只有 20 多例痛风病案的报道。但自从 1990 年以来，随着我国人民生活水平的提高，饮食结构、出行方式和作息规律等都发生了很大的改变，这种"富贵病"已经悄然进入我国寻常百姓家，其发病率正在逐年上升，成为一种常见的慢性病、疑难病。

我国医保管理部门已经将痛风列为慢性病范围。如江西抚州将慢性疾病分类如下：

1. 一类慢性疾病种类确定为 8 种

恶性肿瘤、系统性红斑狼疮、再生障碍性贫血、帕金森综合征、慢性肾功能衰竭（尿毒症期）、血友病、器官移植后期抗排斥治疗、地中海贫血（含输血）。

患有上述 8 种一类慢病的参保人员慢性病报销，不设自付段，报销比例参照城镇职工住院医疗待遇支付。

2. 二类慢性病种类确定为四种，分 A、B 两类

A 类（共 17 种）：精神病、高血压病、糖尿病、结核病、慢性肝炎、类风湿关节炎、风湿性心脏病、脑卒中后遗症、慢性肾小球肾炎、慢性阻塞性肺疾病、痛风、冠心病、慢性支气

管哮喘、心肌炎（原发性）、慢性心律失常、甲亢、血吸虫病。

B 类（共 12 种）：重型精神病、冠状动脉介入术后、肝硬化腹水期、慢性肾功能衰竭（KD3～4 期）、重症肌无力、多发性肌炎、运动神经元病（肌萎缩侧索硬化）、强制性脊柱炎、良性脑瘤、戒毒治疗、癫痫、老年痴呆症。

患有上述 29 种二类慢性病的参保人员慢性病报销设置 300 元自付段，报销时根据医院等级不同比例不同，年度内患单种 A 类慢性病最高支付限额 4000 元，单种 B 类最高支付限额 8000 元。患两种及两种以上 A 类慢性病的，年度内最高支付限额为 6000 元。

中华医学会风湿病学分会 2016 年发布的《中国痛风诊疗指南》统计，我国痛风患病率为 1%～3%。另据网上一份名为《2017 年中国痛风现状报告白皮书》的调查报告显示，我

· 892 ·　　中华内科杂志 2016 年 11 月第 55 卷第 11 期　Chin J Intern Med, November 2016, Vol. 55, No. 11　· 标准与讨论 ·

2016 中国痛风诊疗指南

中华医学会风湿病学分会

痛风是一种单钠尿酸盐（MSU）沉积所致的晶体相关性关节病，与嘌呤代谢紊乱和（或）尿酸排泄减少所致的高尿酸血症直接相关，属代谢性风湿病范畴。痛风可并发肾脏病变，严重者可出现关节破坏、肾功能损害，常伴发高脂血症、高血压病、糖尿病、动脉硬化及冠心病等[1-2]。

不同国家的痛风患病率不同[3]。美国痛风患病率从 1988—1994 年的 2.64% 升至 2007—2010 年的 3.76%[4-5]，一项基于 120 万英国人的健康档案大数据显示，2012 年痛风患病率约为 2.49%[7]。我国缺乏全国范围痛风流行病学调查资料，但根据不同时间、不同地区报告的 6814 例痛风患者有效病例发现，我国痛风患者平均年龄为 48.28 岁（男性 47.95 岁，女性 53.14 岁），逐步趋向年轻化，男女比例约为 15:1。超过 50% 的痛风患者为超重或肥胖。首次痛风发作的血尿酸水平，男性为 527 μmol/L，女性为 516 μmol/L。痛风患者最

要为苯溴马隆；（4）近年来我国专业学会制订的指南，尚未及时地纳入新的痛风分类标准、新型影像诊断技术（高频超声和双源 CT）的临床应用，以及治疗领域新证据，尤其是系统评价和 Meta 分析的证据纳入。综上，更好地指导我国临床免疫科和临床医师制订恰当的痛风治疗方案，中华医学会风湿病学分会依据国内外指南制订的方法与步骤，基于当前最佳循证证据，制订了 2016 版中国痛风诊疗指南。

推荐意见 1：2015 年美国风湿病学会（ACR）和欧洲抗风湿病联盟（EULAR）制定的痛风分类标准较 1977 年 ACR 制定的痛风分类标准在敏感度和特异度方面更高，建议使用 2015 年的痛风分类标准（2B）

当前国内外有多个痛风分类标准[12-13]。2015 年 ACR 和 EULAR 更新的痛风分类标准相较其他标准更加科学、系统，适用于病程中至少发生过 1 次外周关节肿胀、疼痛或压痛的痛风疑似者。对已在发作关节液、滑囊或痛风石中找到尿酸盐结晶者，可直接诊断痛风。该标准包含 3 个方面，8 个条目，共计 23 分，当得分≥8 分，可诊断痛风。但该标准纳入的受试对象与我国人群存在种族差异，是否对我国痛风患者有完全一致的敏感性和特异性，应进一步开展相关研究。

2016 年 11 月 26 日《2016 中国痛风诊疗指南》首发新闻发布会在北京举行

国高尿酸血症患者人数已达 1.7 亿，痛风患者超过 8000 万，而且正以每年近 10% 的年增长率迅速增加，2020 年痛风患者预计达到 1 亿。

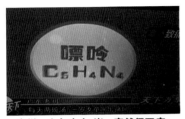

惠州一小女孩才3岁，竟然得了痛风！原因出在这 个习惯

新闻 百度新闻
百家号 11-26 13:24　　　关注

痛风是一种常见且复杂的关节炎类型，人们通常认为痛风跟其他慢性病一样，主要患病群体都是中老年人群，但你能相信吗，3岁的孩子竟然出现了痛风症状

目前，儿童痛风的发病率增高

儿童患痛风的症状是什么？如何预防？家长快来了解

近日，市中心人民医院儿科医生张欢的一条朋友圈引发不少家长关注："不能承受的爱！刚接诊一个3岁多双下肢关节肿痛的孩子，问了病史，才知道患儿从1岁多至……

广东惠州三岁女童患痛风的新闻报道

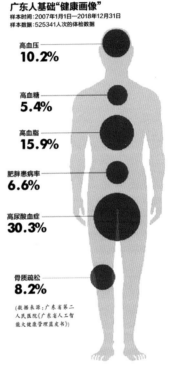

广东人基础"健康画像"
样本时间：2007年1月1日—2018年12月31日
样本数据：525341人次的体检数据

高血压
10.2%

高血糖
5.4%

高血脂
15.9%

肥胖患病率
6.6%

高尿酸血症
30.3%

骨质疏松
8.2%

（数据来源：广东省第二人民医院《广东省人工智能大健康管理蓝皮书》）

广东省调查数据显示，高尿酸血症的人群相当于高血压、高血糖和高血脂人群的总和

　　更严重的是，我国高尿酸血症和痛风患者正在年轻化，现在 40 岁左右的人成了主要发病人群。2019 年 6 月 18 日，广东省第二人民医院发布了《广东省人工智能大健康管理蓝皮

书》，数据显示，20～30岁人群的高尿酸血症检出率从2010年的18.7%快速增长到了2018年的35.4%。

2018年11月，媒体报道了一名来自广东惠州年仅3岁的小女孩罹患痛风，成为迄今为止我国年龄最小的痛风患者。

我们人体就是一个小世界，各脏腑之间就是一个命运共同体，大家同甘苦、共患难，其中一个系统出了问题，其他系统也随之发生病变。高尿酸血症不仅引起痛风，还常与肥胖、高血压、高脂血症、2型糖尿病、冠心病等代谢病共存，统称为代谢综合征。痛风不仅因为关节剧烈疼痛影响病人的生活和工作，而且还会引起关节畸形、肾功能不全，甚至肾功能衰竭引发尿毒症而死亡。

令人忧虑的是，面对如此险峻的形势，多数人包括痛风病人甚至有些医务人员对痛风发生发作规律的认识不足，很多痛风病人从思想上忽视痛风的严重危害，行动上不能改变不良的生活和工作习惯。许多病人由于不能坚持规范的治疗，以致痛风顽固性、渐进性发展，致残率和致死率越来越高。因此，一方面要加强对高尿酸血症和痛风病人的健康教育和管理，规范其治疗和康复；另一方面，需要对公众普及高尿酸血症和痛风的相关知识，提高人民群众的防范意识，降低其发病率。

那么，什么是高尿酸血症和痛风呢？它们对人体究竟有哪些危害呢？如何诊治与康复？

第一章

什么是高尿酸血症？它有什么危害

discussing痛风必然要先讨论高尿酸血症，因为血中尿酸水平升高所致的高尿酸血症是痛风发生发展的重要的生物化学基础。

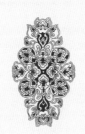

一、尿酸与尿酸的代谢过程

1. 什么是尿酸

尿酸（uric acid，UA）的前身是嘌呤（piào lìng，易读错为 piāo líng），人体内的嘌呤 80% 来自体内合成和核酸的分解代谢，另外 20% 来源于食物。在一种叫黄嘌呤氧化酶的作用下，嘌呤最后在肝脏分解为尿酸，即三氧基嘌呤，分子式为 $C_5H_4N_4O_3$（图 1-1），其醇式呈弱酸性。

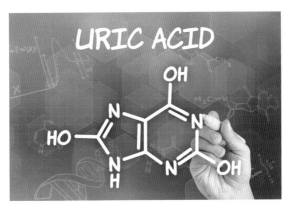

图 1-1　尿酸分子式

根据嘌呤来源的不同，尿酸分为外源性尿酸和内源性尿酸两种来源（图 1-2）。

（1）**外源性尿酸**：从食物中的嘌呤分解而来的尿酸，约占人体内尿酸总量的 20%。

（2）**内源性尿酸**：从体内合成和嘌呤碱基分解代谢产生的尿酸，约占人体内尿酸总量的 80%。

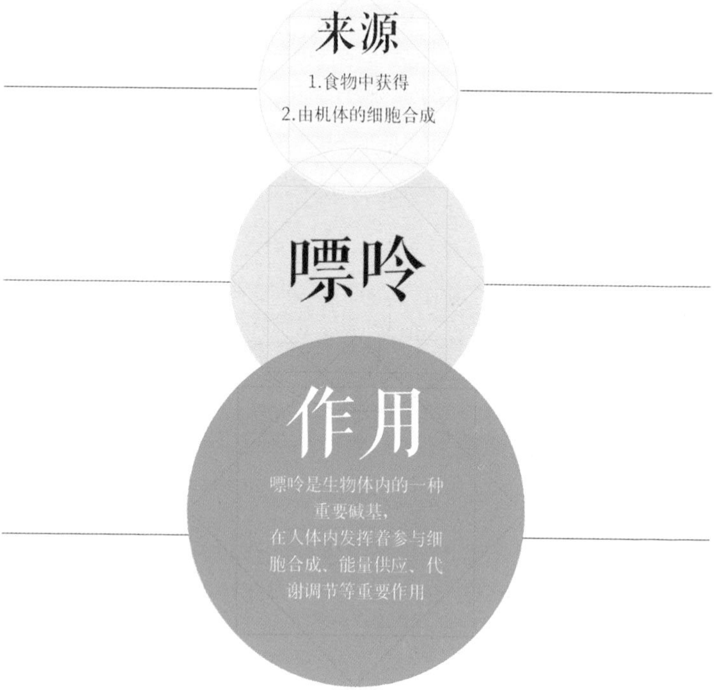

来源
1.食物中获得
2.由机体的细胞合成

嘌呤

作用
嘌呤是生物体内的一种
重要碱基，
在人体内发挥着参与细
胞合成、能量供应、代
谢调节等重要作用

图 1-2　人体嘌呤来源分为内源性和外源性两种，因而其代谢产物尿酸也分为内源性和外源性尿酸两种

2. 尿酸的代谢平衡与失衡

人体内的尿酸是不断地生成和排泄的，正常人体内尿酸大约有 1200mg（1.2g），每天生成约 600mg 尿酸，同时排泄出 600mg 尿酸，处于一种平衡状态，使它在血液中维持一定的浓度。约有 2/3 的尿酸经肾脏随尿液排出体外，1/3 通过粪便和汗液排出体外（图 1-3）。

在体温 37℃、pH6.75 时，90% 以上的尿酸以可溶性的尿酸钠盐形式游离在血液和尿液等体液中。当血中尿酸浓度升高，超过最大溶解度，即超过 416μmol/L 的饱和度，以及在体温下降、pH4.75 时，尿酸盐就会形成针状尿酸盐结晶，随血液循环到达并沉积在关节、器官和组织中，尤其是在酸性较高的组织或温度较低的部位，如肾脏、皮下软组织、关节内、脚趾、耳郭、手指等处，引起一系列的病理反应。

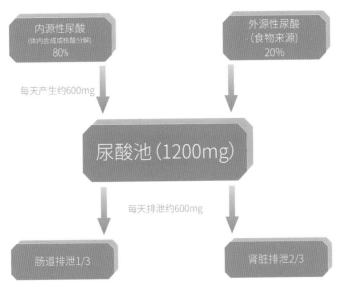

图 1-3　正常人体尿酸的生成与排泄达到一种平衡状态

3. 血尿酸的正常值

血尿酸的正常值：男性 210 ～ 416μmol/L（ 35 ～ 70mg/L ），女性（绝经前）150 ～ 357μmol/L（ 25 ～ 60mg/L ），绝经期后接近男性（图 1-4 ）。

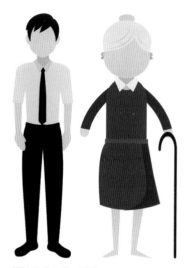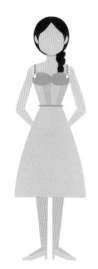

男性和绝经期后女性 210～416μmol/L（35～70mg/L）

女性（绝经前）150～357μmol/L（25～60mg/L）

图 1-4　血尿酸正常值男女不同

4. 正常尿酸代谢过程的"水池模型一"

尿酸正常代谢和异常代谢过程比较复杂，为了方便读者理解，笔者设计了尿酸代谢的"水池模型"示意图。

"水池模型"之一——尿酸正常代谢过程（图 1-5）。

将人体血液循环比喻为水池，水池上方有一大一小两个水龙头，大的表示内源性尿酸，占尿酸来源的 80%，小的表示外源性尿酸，占尿酸来源的 20%。水池底下有两个排泄口，排泄口里还有类似纱窗的滤过网，代表人体的左右两个肾脏（尿酸经肠道和汗液排泄途径在此忽略）。水池底线代表全身的关节、皮下组织、耳郭和眼睑等。水池内含有红细胞、蛋白质、尿酸、肌酐和尿素氮等物质。

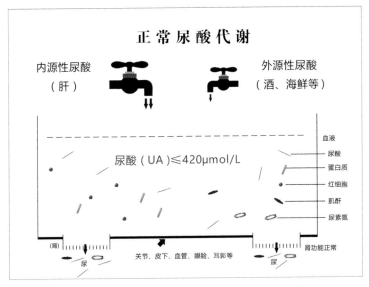

图 1-5 正常尿酸代谢过程——"水池模型一"

尿酸正常代谢过程的"水池模型一"：正常情况下，尿酸的进入与排泄形成动态平衡，水池中（即血液中）尿酸浓度维持在 420μmol/L 以内，尿中有尿酸、肌酐、尿素氮等代谢产物排出，但红细胞和蛋白质在正常尿液中是没有的。

5.尿酸盐显微镜下观

日常生活中，一杯水中倒入少量的食盐，很快就溶解了，但当水中的盐量超过一定限度后，杯底就会出现白色的颗粒状沉积物。

尿酸在人体内的变化情况类似盐在水杯里的情况。尿酸通常是以尿酸钠盐形式存在于人体内，显微镜下观察，可见单个尿酸盐呈牙签状的两头尖形状（图 1-6），当血尿酸过度升高，超过一定限度即其饱和度时，尿酸盐集聚形成尿酸盐结晶（图1-7），随血液循环到全身各处关节、关节周围组织、眼睑、耳郭、皮下等组织中沉积。

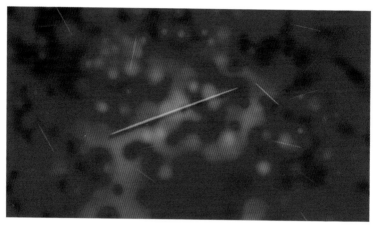

图1-6　尿酸以尿酸钠盐形式存在人体内，单个尿酸盐像牙签呈两头尖形状

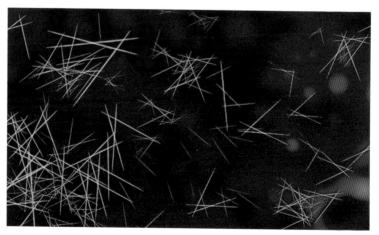

图1-7　尿酸盐常聚集成尿酸盐结晶（在偏振光显微镜下尿酸盐结晶为六棱体）

二、高尿酸血症及其危害

1. 高尿酸血症（HUA）的概念

在正常饮食情况下，空腹取血检查血尿酸水平（图1-8），当男性或绝经后女性血尿酸高于416μmol/L（绝经前女性超过357μmol/L）时为高尿酸血症。因为血尿酸水平容易受饮食、运动、熬夜、气候等因素的影响而波动，在测出血尿酸升高时应间隔5～6天后再复查一次，如果尿酸值仍超过正常值就可以确诊为高尿酸血症。

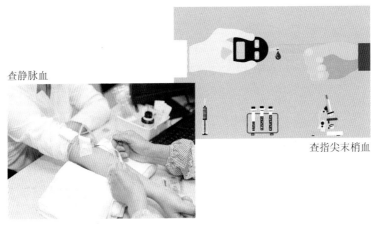

查静脉血

查指尖末梢血

图1-8　可以抽取静脉血或从指端末梢取血进行血尿酸检测

2. 高尿酸血症（包括痛风）的分类

高尿酸血症和痛风分为原发性和继发性两类（图1-9）。原发性的有一定的家族遗传性，继发性的可能是由于一些药物、疾病或剧烈运动诱发。

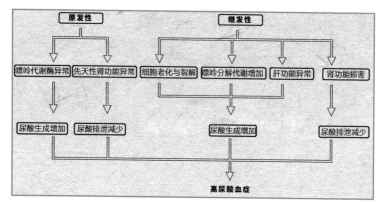

图 1-9 高尿酸血症（包括痛风）的分类

3. 血尿酸升高的机理

（1）尿酸产生过多

①内源性嘌呤产生过多

*嘌呤代谢酶异常：促进尿酸生成的某些酶数量与活性增加或 / 和抑制尿酸生成的某些酶的数量与活性降低都会引起尿酸升高而出现高尿酸血症。此与遗传有关，多属于原发性高尿酸血症。

*细胞老化和细胞裂解：细胞衰老、一些疾病和药物、手术等因素导致细胞裂解后会产生很多嘌呤，导致血尿酸升高。所以，年纪大、慢性溶血性贫血、横纹肌溶解、真性红细胞增多症、骨髓增生性疾病、白血病，以及恶性肿瘤手术及术后放化疗后，血尿酸含量会升高。

*嘌呤代谢增加：酗酒、过度运动、癫痫状态都可加速肌肉 ATP 的降解而使血尿酸升高。

* 肝功能异常：嘌呤在肝脏进行合成和分解，肝功能异常也会引起血尿酸升高。

②嘌呤摄入过多：血尿酸含量与食物内嘌呤含量成正比，当高嘌呤食物摄入过多时，血尿酸水平随之升高。

（2）**血尿酸排泄减少**：高尿酸血症的患者中有90%肾排泄尿酸功能下降。肾脏自身疾病如慢性肾小球肾炎、慢性肾盂肾炎、遗传因素及糖尿病、高血压病、心脑血管病、高脂血症等疾病都会影响肾脏功能，导致尿酸排出减少而积蓄体内，诱发高尿酸血症。

（3）**两种因素同时存在**：很多患者是尿酸产生增加和排泄减少两种因素同时存在的。酒精就是通过两种途径使血尿酸升高的：酒精过度摄入加速肝脏降解 ATP，增加尿酸的产出，同时酒精又可促使体内乳酸增加，抑制肾尿酸排泄功能，从而使血尿酸升高。需要说明的是，肝肾功能异常是尿酸生产过多和排泄减少的主要因素（图 1-10）。

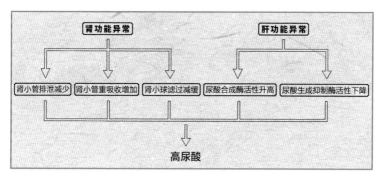

图 1-10 肝肾功能异常是尿酸生产过多和排泄减少的主要因素

4. 高尿酸血症的危害

人体因为饮食、运动等因素，血尿酸可能一过性升高，这对人体危害不大，但长期的高尿酸血症会导致严重的后果（图1-11、图1-12）。有资料显示，血尿酸水平每增加60μmol/L，糖尿病发病的风险增加17%，高血压发病的风险增加13%，冠心病死亡的风险增加12%。

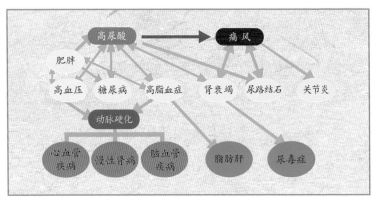

图1-11　高尿酸血症对人体的多种危害，痛风只是其中的一种

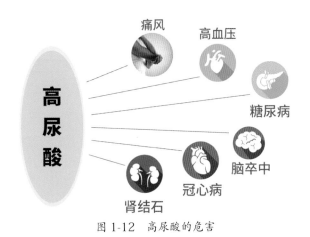

图1-12　高尿酸的危害

（1）**痛风（痛风性关节炎）**：5%～15% 的高尿酸血症患者最终会发展成为痛风。尿酸盐结晶沉积在关节内，诱发急性痛风性关节炎发作，并逐步发展成为慢性痛风性关节炎、痛风性肾病等疾病（后续章节会详细介绍）。

（2）**肾衰竭**：长期持续的高尿酸血症，会使过多的尿酸盐结晶沉淀在肾脏内，引起急、慢性尿酸性肾病，损害肾功能，最终导致肾衰竭。

（3）**动脉硬化、高血压、缺血性心脏病**：美国心脏病学会把高尿酸列为缺血性心脏病的危险因素及动脉硬化的促进因子。因为持续的高尿酸血症会使过多的尿酸盐结晶沉淀在血管壁，损伤血管，更有利于血脂沉积，加上血小板的凝集亢进，加速了动脉硬化的进程，导致高血压、心脑血管疾病的发生。

（4）**肾结石**：由于持续的高尿酸血症会导致尿中排泄的尿酸量增多，使尿液的酸碱度（pH）偏酸。尿酸以游离和结合两种形式存在于尿液里，尿液的酸碱度决定尿酸以何种状态存在。正常人的尿 pH 值 6.0 左右，呈弱酸性。当尿 pH 值在 6.75 时，90% 以上的尿酸为游离状态，当尿 pH 值降至 4.75 时，90% 以上的尿酸以结合状态存在。这种结合状态的尿酸盐沉积在肾实质中就容易形成肾结石。据统计，约有 20% 的痛风病人患有肾结石，有些病人首次就诊的原因并非是痛风而是肾结石。

（5）**肥胖症**：人体体表面积越大，血尿酸水平越高。有数据表明，高尿酸血症者中有 75.5% 的人属于肥胖，肥胖不但会使尿酸合成亢进，造成高尿酸血症，也会阻碍尿酸的排泄，易引起痛风，合并高脂血症、糖尿病等。

（6）**高脂血症与脂肪肝**：甘油三酯能降低肾排泄尿酸的功能，血尿酸水平与甘油三酯水平有明显的关联性，高脂血症或甘油三酯血症病人 60% ～ 80% 伴有高尿酸血症。

（7）**糖尿病**：尿酸盐结晶损伤胰岛细胞，降低人体对胰岛素的敏感性，导致 2 型糖尿病发病风险升高。也有人推测尿酸盐结晶堵塞胰腺的小管通道，导致胰岛素分泌障碍，从而诱发血糖升高。

图 1-13、图 1-14 显示，高尿酸血症可并发高血脂、高血糖并致肾功能损害。痛风伴发的疾病以高血压、高血脂最为常见。由此可见，高尿酸血症对人体的危害极大，痛风只是其中之一。

紫金县人民医院检验报告单

科 室：体检科　　标本类型：静脉血　　标 本 号：4009
病 历 号：　　　　　申请医师：刘戈　　来 源：体检
序 号：44　体检单位：紫金县农业局　　仪器：日立7600-020

英文名		检验项目名称	结果	标志	参考区间	单位	检验方法
17		血脂6项					
18	TG	甘油三酯	8.22	↑	0.45~1.81	mmol/L	酶法
19	CHOL	总胆固醇	8.65	↑	3.12~6.24	mmol/L	酶法
20	HDLC	高密度脂蛋白胆固醇	0.90	↓	1.10~1.74	mmol/L	过氧化氢酶
21	LDLC	低密度脂蛋白胆固醇	2.34		0~3.36	mmol/L	选择性清除
22	APOA	载脂蛋白A	1.24		1.00~1.60	g/L	免疫透射比
23	APOB	载脂蛋白B	1.26	↑	0.6~1.14	g/L	免疫比浊法
24		肾功5项					
25	BUN	尿素氮	12.06	↑	1.43~7.14	mmol/L	尿素酶谷氨
26	CR	肌酐	160.00	↑	44~109	umol/L	肌氨酸氧化
27	CYS-C	胱抑素C	2.11	↑	0~1.16	mg/L	胶乳增强免
28	UA	尿酸	535.0	↑	200~420	umol/L	尿酸酶法
29	CO2	二氧化碳	26.00		20~29	mmol/L	PEPC酶法
30		葡萄糖（酶法）					
31	GLU	葡萄糖	14.68	↑	4.16~6.44	mmol/L	葡萄糖氧化

送检时间：　　　接收时间：2018-11-29 08:54　　检验者：曾海英　　审核者：
说明：**此结果仅对本次标本负责**　　报告日期：2018-11-29 10:47

图 1-13 高尿酸血症并发高血脂、高血糖并致肾功能损害

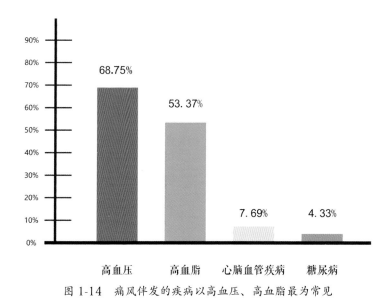

图 1-14 痛风伴发的疾病以高血压、高血脂最为常见

5.高尿酸血症及痛风等并发症发生机理的"水池模型二"

如图 1-15 所示，当内源性或外源性尿酸来源增加，或肾排泄尿酸功能下降（也可能三种因素同时存在），血尿酸水平升高，持续超过 420μmol/L，形成尿酸盐结晶并随血液循环到达全身关节、肾、皮下、血管、耳郭和眼睑等部位并沉积，诱发痛风、心脑血管疾病、痛风石（包括肾结石）等相关疾病，逐渐损害肾功能，出现血尿、蛋白尿，最终由于肾脏排泄肌酐、尿素氮等代谢废物功能下降而发展成为尿毒症。

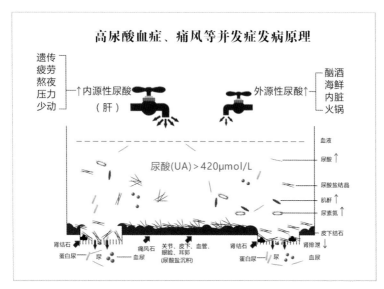

图 1-15　高尿酸血症及痛风等并发症发生机理的"水池模型二"

第二章

什么是痛风？各期的主要临床表现是什么

高尿酸是痛风发生的主要生化基础，但并非所有高尿酸血症都会发展为痛风，只有大约 10% 的人成为痛风病人。

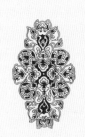

一、痛风的概念和临床特点

1. 痛风的概念

痛风是由于嘌呤代谢紊乱，持续高尿酸血症导致尿酸盐晶体沉积所引起的一组渐进性恶化的疾病，表现为关节反复剧烈疼痛、痛风石形成、关节破坏、肾功能损害，直至关节残疾和肾功能衰竭。常伴发高脂血症、高血压病、糖尿病、动脉硬化及冠心病等疾病。

火山爆发前有段孕育阶段，它是能量的积蓄阶段，当能量积蓄到一定程度的时候，火山爆发，高温岩浆冲天而出。痛风的发生类似火山爆发（图2-1），它是尿酸代谢从量变到质变的过程：开始是血尿酸逐渐升高，当血尿酸超过饱和度的时候，血尿酸形成结晶，沉积在关节和组织中，在一些因素的诱发下突然发作，出现急性痛风性关节炎，局部红肿热痛。

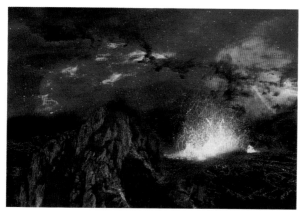

图 2-1　火山爆发

2. 痛风的临床特点

痛风最初发作时，疼痛来去如风；痛风病人弱不禁风，急性发作时一阵风吹过，病人都会感到疼痛，故名痛风。痛风有以下特点：

（1）**痛不欲生**：按疼痛的强度，常把疼痛分为十个等级。急性痛风性关节炎引起的疼痛大部分为剧烈疼痛，在 8 ～ 10 分之间，相当于初产妇分娩般疼痛。有人描述痛风是男人忍受着女人生孩子的痛苦，却无法享受着做母亲的快乐。

（2）**来去如风**：发病突然，早期发作可在数小时内缓解，或仅持续 1 ～ 2 天，不需要任何治疗会自行缓解或完全消失，这种现象称为"自限性"。初次痛风发作的病人往往误以为是扭伤或碰伤。

（3）**重男轻女**：痛风病人 90% 以上是男性，男女患者比例可达（15 ～ 20）∶1（图 2-2），所以才有"男人第一痛"之说。之所以男性发病率高，可能是因为：①男性应酬较多，而且受中国传统酒文化的影响，男人应酬时喜欢大量饮酒，同时食入大量的鱼肉等高嘌呤食物；②男性的工作压力相对较大；③女性体内雌激素能促进尿酸排泄，并有抑制关节炎发作的

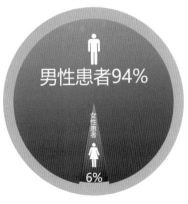

图 2-2 我国痛风患者的男女比例

作用。另外，女性的月经血也可能带走一些尿酸，所以女性痛风患病率低，即使得病也多在绝经期后。

（4）**单侧关节发作**：痛风早期多为一侧关节受累，依次为大踇趾、足背、足跟、踝关节、膝关节、腕关节、手指和肘关节。当出现多关节轮流或同时疼痛时，表明病情已经逐渐加重。

（5）**逐步趋年轻化**：国内目前报道年龄最小的痛风患者是广东省惠州市的 3 岁小女孩。我国痛风患者平均年龄为48.28 岁（男性 47.95 岁，女性 53.14 岁），但近些年痛风的发病越来越年轻化，50 岁以下初发病者占了痛风患者的近 60%（图 2-3）。尤其是爱好吃肉喝汤、吃海鲜及喜欢吃动物内脏者、贪酒者和肥胖的人易发病。果汁和高糖饮料是未成年人诱发痛风的重要因素。

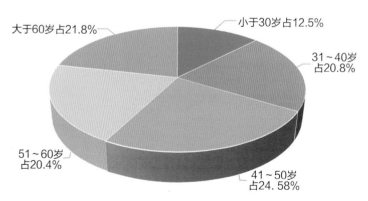

图 2-3　我国痛风患者中 50 岁以下为多发人群

痛风呈现年轻化趋势的原因：①饮食结构不合理：尤其是20～40岁的青年人饮食中含高能量、高嘌呤类物质者显著增加。②久坐少动：现代人体力活动越来越少，出门坐车，上楼乘电梯，骑自行车、步行者渐少，导致肥胖者增多。肥胖者尿酸产量会增多且排泄会减少，久之则引起高尿酸血症与痛风。③压力大：现代社会竞争激烈，青年人通常工作忙，精神紧张，应酬多，生活没有规律，熬夜的人越来越多，过度疲劳，容易导致神经和内分泌系统紊乱，代谢产物堆积而出现高尿酸血症、痛风，以及与痛风相关的并发症，如高脂血症、脂肪肝、高血压病、心血管疾病、糖尿病等。这些并发症又往往影响尿酸的代谢，比如体内甘油三酯的升高除影响嘌呤运转外，还能阻止尿酸从肾脏排泄。

（6）长假后痛风发病率升高："春节""清明""五一""十一"等长假后，痛风急性发作的病人会突然增多，这可能与长假期间亲朋聚会暴饮暴食、熬夜，或是外出旅游舟车劳顿，饮水少、排尿少，以致尿酸排泄减少有关。

（7）喜酒肉（汤）、海鲜、火锅者易发病：中国地域辽阔，人口众多，不同地区的人们生活习俗也不尽相同，所以，引起痛风的原因也各不相同。比如，沿海地区如青岛、宁波、温州、厦门和台湾等地，人们喜欢海鲜加啤酒，广东、广西和港澳地区等地，人们喜欢老火汤加啤酒海鲜（嘌呤是亲水性物质，特别容易溶于水中，肉类本身嘌呤含量很高，且煮的时间越长，嘌呤溶解于汤中越多，所以像排骨汤、牛肉汤、羊肉汤等，常喝此类食物自然尿酸值升高）。内陆地区如重庆、成都等地的人喜欢白酒加火锅和动物内脏，东北、江西、湖南很多地区的人喜欢白酒加猪肉、炒黄豆和动物内脏，特别是有些地区的人喜欢吃熏制的小熏（鱼）干，嘌呤的摄入就更高（图2-4）。

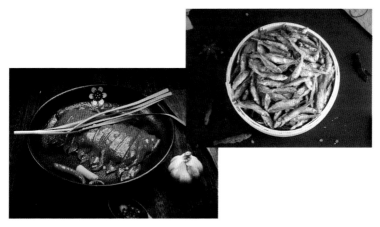

图 2-4　动物内脏、小鱼干等都是高嘌呤食物

　　火锅原料主要是肉类、动物内脏、虾、贝类和海鲜，涮一次火锅，要比一顿正餐摄入的嘌呤高数倍甚至数十倍。过度饮酒也会引起痛风发病，尤以饮啤酒者为甚，饮一瓶啤酒摄取的嘌呤，可使血尿酸升高一倍。而饮用威士忌等含铅的酒类，痛风的危险性增加三倍。

　　（8）关节有骨质增生、陈旧性外伤者易患痛风： 一些痛风患者经常发作的关节常常伴有骨质增生，曾经骨折、扭伤的部位也容易痛风反复发作。这可能与局部血液循环途径改变，骨质受损，更利于尿酸结晶沉积而不利于排出有关（图2-5）。

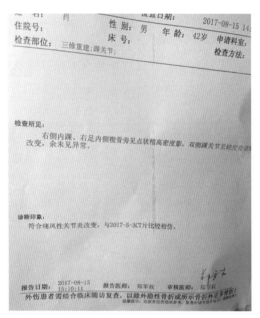

姓名: 肖　　　　　　　报告日期: 2017-08-15 14:

住院号:　　　　　性别: 男　年龄: 42岁 申请科室:
检查部位: 三维重建: 踝关节:　床号:　　　　　检查方法:

检查所见:
　　右侧内踝、右足内侧楔骨旁见点状稍高密度影, 双侧踝关节见轻度骨质
改变, 余未见异常。

诊断印象:
　　符合痛风性关节炎改变, 与2017-5-3CT片比较相仿。

报告日期: 2017-08-15　报告医师: 郑军权　审核医师: 郑军权
　　　　15:10:11
外伤患者需结合临床随访复查, 以除外隐性骨折或所示骨折外更易诊断!

图 2-5　CT 显示双足痛风反复发作的患者伴双
侧踝关节骨质增生

（9）**有遗传家族史**：30% 的痛风病人有家族遗传史，笔者曾经诊治过祖孙三代都是痛风患者。发病年龄越小，家族遗传的可能性越大，广东惠州 3 岁的痛风小患者其父亲就患有痛风。而且有遗传史的比后天获得的病情更重，更难治愈。

（10）**好发于春冬季和季节交替之际**：气温、湿度对痛风的发作影响较大。气温低时，尿酸盐更易结晶且不易溶解。突然受凉，如夜晚睡觉脚伸出被外着凉、炎热的夏秋季突然走进冷气逼人的房间或车内、剧烈运动后立即洗冷水澡、突然淋雨等，都可能诱发痛风发作。

3.哪些人群易发痛风

下列为易发痛风人群，要经常进行血尿酸的常规检测，至少应每年健康检查一次，这样可使高尿酸血症和痛风的早期发现率大大提高。而且即便首次检查血尿酸正常，也不能轻易排除痛风及高尿酸血症的可能性。

（1）工作紧张、压力大、抽烟喝酒应酬多、经常熬夜者，如公务员、企业主。

（2）久坐不动或久立者，如办公室文员、设计师、司机、教师（图 2-6）。

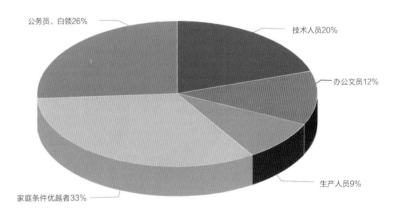

■家庭条件优越者33%　■公务员、白领26%　■技术人员20%　■办公文员12%　■生产人员9%

图 2-6　职业和痛风的关系

（3）肥胖人群（图 2-7），"三高"（高血压、高血脂和高血糖），以及动脉硬化、心脑血管病、脂肪肝、恶性肿瘤（尤其是接受术后放化疗者）和结核病人。

（4）有高尿酸血症和痛风家族史的人群。

（5）长期喜欢吃肉类、海鲜类和动物内脏，并有饮酒、喝高糖饮料和吃火锅、老火汤习惯的人群。

（6）长期运动锻炼的人群，如运动员或篮球、足球、羽毛球、登山等激烈运动爱好者。

（7）肾结石，尤其是多发性肾结石及双侧肾结石病人。

（8）原因未明的关节炎，尤其是中年以上，以单关节炎发作为特征的病人。

（9）60岁以上的老年人，无论男女及是否肥胖。

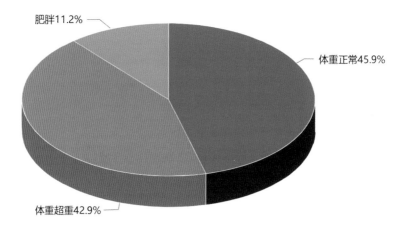

图 2-7　体重与痛风的关系（指数来自 BMI）

二、痛风的研究历史

痛风是一种非常古老的疾病，人类一直都在与痛风斗争着：

公元 5 世纪的亚历山大（Alexander）——君士坦丁堡的圣索菲亚大教堂的设计师和建筑师，首次介绍秋水仙碱能治疗痛风的疼痛。

1684 年，荷兰人安东尼.冯.列文虎克（Antoni Van Leeuwenhoek）首先描述了尿酸钠结晶的显微镜外观。

1776 年，瑞典医药学家卡尔.威尔海姆.舍勒（Carl Wilhelm Scheele）证实了痛风患者的尿结石中含有一种前所未有的有机酸。1798 年，法国化学家 Antoine Fourcroy 发现该物质也是正常尿液中的成分，故取名为尿酸。

1847 年，英国的"现代痛风之父"——伽罗德（Alfred Garrod）第一个分析了痛风患者的血清，并发现血尿酸浓度在痛风或肾功能衰竭的病人中明显较健康人高。他于 1855 年出版了第一部关于痛风的专著。1876 年，他又提出"急性痛风是由于尿酸钠沉淀于关节或其邻近组织所致"这个伟大的假设。

1913 年，福林（Folin）和丹尼斯（Denis）首次介绍了血尿酸的测定方法。

1962 年，麦卡蒂（Mc Carty）等使用偏振光显微镜直接观察到了尿酸钠盐结晶。

1963 年，Hitchings 等发现别嘌醇（Allopurinol）可以降血尿酸。

1975 年后，苯溴马隆应用到痛风病人降尿酸的治疗中。

1995 年 1 月 1 日起实施的《中华人民共和国国家标准·中医病证诊断疗效标准》对痛风进行了明确定义："痛风"是由

血尿酸升高导致的四肢关节红肿热痛。至此，中医的痛风与西医的痛风概念基本相同。

1997年出版的由孟昭亭编著的《痛风》是中国第一部痛风专著。

2008年5月，欧盟批准由日本帝人制药公司发明的降尿酸药物——非布司他（Fcbuxostat）上市。2009年，美国FDA批准其在美国上市。2013年，中国CFDA批准该药在中国上市。

2010年9月，美国FDA批准具有分解尿酸作用的生物制剂——培格洛替酶（Pegloticsae）上市（由Sarient公司生产）。

2016年11月26日，中华医学会风湿病学分会在北京发布《中国痛风诊疗指南》。

中医学中亦有"痛风"病名，且历代医家有所论述。元·朱丹溪的《格致余论》就曾列痛风专篇，云："痛风者，大率因血受热已自沸腾，其后或涉冷水，或立湿地……寒凉外搏，热血得寒，汗浊凝涩，所以作痛，夜则痛甚，行于阴也。"明·张景岳的《景岳全书·脚气》中认为，外是阴寒水湿，今湿邪袭人皮肉筋脉；内由平素肥甘过度，湿壅下焦；寒与湿邪相结郁而化热，停留肌肤……病变部位红肿潮热，久则骨蚀。清·林珮琴的《类证治裁》："痛风，痛痹之一症也……初因风寒湿郁痹阴分，久则化热致痛，至夜更剧。"

不过，古代中医学中的"痛风"与现代医学所讲的"痛风"并不完全等同，它包括了现代"痛风"在内的以关节肿痛为特征的疾病。现代医学所述"痛风"还相当于中医的"痛痹"白虎历节""脚气"等。

三、痛风的影响因素

影响痛风发生发展的因素很多（图2-8），主要影响因素如下：

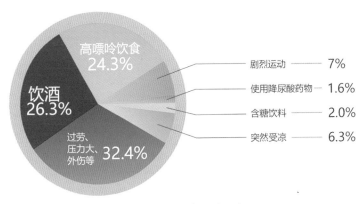

图2-8 引发痛风的因素

1. 遗传与痛风

痛风有家族史，美国有报道，6%～22%的痛风患者有家族史。有报道，我国北京、江苏地区痛风的遗传倾向分别为5.6%和13.6%，一般认为约30%的痛风患者有家族遗传史。

2. 药物与痛风

在痛风病人中，不少是因为某种药物引起高血尿酸的。

（1）**利尿降压药**：呋塞米、氢氯噻嗪、苄氟噻嗪等药物增加尿酸在肾小管的重吸收，减少尿酸从肾脏排泄，服用这类降压药的高血压者患高尿酸血症及痛风的较多。

（2）**阿司匹林**：心脑血管疾病的患者，很多人长期服中小剂量的阿司匹林，抑制肾小管排泄尿酸，产生高尿酸血症并诱发痛风。

（3）**抗生素**：① β - 内酰胺类抗生素，包括青霉素类和头孢菌素类药物，大部分由肾脏排出，可以阻碍尿酸的排泄。②抗结核的药物，如吡嗪酰胺、乙胺丁醇抑制肾小管分泌尿酸，减少肾脏清除尿酸，使血尿酸增高，引致高尿酸血症和痛风样表现。

（4）**抗肿瘤药物**：恶性肿瘤术后放化疗，可致大量的细胞死亡裂解，释放大量的嘌呤，使尿酸浓度大幅度升高，诱发痛风急性发作，并可能产生尿酸性肾病。

（5）**免疫抑制剂**：常用于脏器移植的环孢素可以抑制肾小管分泌尿酸，使尿酸排泄减少而引起高尿酸血症。咪唑立宾则是通过抑制嘌呤合成而增加尿酸生产的。

（6）**抗凝剂**：香豆素类抗凝剂华法令具有防治血栓栓塞性疾病的作用，常用于房颤病人，但其可以促进尿酸的合成，导致患者产生高尿酸血症。

3. 饮酒与痛风

2016 年《中国痛风诊疗指南》指出，我国男性患者中，诱发痛风发作最主要的因素为饮酒，约占 25.5%。

酒类分为蒸馏酒（如白酒）和非蒸馏酒（如啤酒、米酒、黄酒和葡萄酒等）两大类，不同酒类含嘌呤量不同，蒸馏酒含嘌呤少，非蒸馏酒嘌呤含量高。嘌呤含量从高到低依次是：陈年黄酒＞啤酒＞白酒＞红葡萄酒＞果酒。所以，高尿酸血症和痛风病人是不能饮用米酒、黄酒和啤酒的。白酒虽然含嘌呤少，但其中的酒精在体内促进肝脏产生过多的尿酸，而且酒精代谢的过程中产生大量乳酸，乳酸能与尿酸竞争，阻止肾脏排泄尿酸，使得血尿酸升高。

我国特有的保健药酒多是白酒中加入人参、鹿茸、当归类滋补药材制成的，痛风病人也不宜饮用。有资料报道，少量的葡萄酒可能降低尿酸水平，但我国饮葡萄酒的习惯多是一次性大量饮用葡萄酒，再加上同时食入大量高嘌呤食物，同样能诱发痛风发作，所以，建议痛风病人尽量不要饮酒。

4. 性别与痛风

男性的发病率远远高于女性，但男女发病诱因不同。我国男女发病诱因有很大的差异，男性患者饮酒为主要诱因，其次为高嘌呤饮食（22.9%）和剧烈运动（6.2%）；女性患者最主要的诱因为高嘌呤饮食（17.0%），其次为突然受冷（11.2%）和剧烈运动（9.6%）。

5. 气候与痛风

在低温环境下，人体血管收缩，血液循环缓慢，体表温度下降，尤其是下肢容易变凉，一方面使得局部缺氧，酸度增加；另一方面，尿酸盐结晶在低温条件下，不易溶解，更容易诱发痛风急性发作。这就是中医所讲的"不通则痛"。天气突然寒冷，或者炎热的夏季空调冷气太低、突然淋雨、睡眠中身体着凉等，都可能诱发痛风。

6. 运动与痛风

剧烈运动如打篮球、排球、网球、羽毛球，以及长跑、爬山等，由于组织耗氧量增加，产生大量乳酸，抑制肾脏排泄尿酸。同时，由于运动时肌肉 ATP（腺嘌呤核苷三磷酸）分解增加，释放大量的嘌呤。这两种因素的共同作用，使得血尿酸升高。所以，痛风病人不宜剧烈运动或过长时间运动。

7. 手术与痛风

大手术使机体处于应激状态，促使 ATP 大量分解，同时，大量的组织细胞裂解、血容量下降、血液浓缩等因素，都会促使血尿酸升高而诱发痛风发作。

8. 精神因素与痛风

工作过度劳累、精神紧张或压抑等精神因素，都可能造成血尿酸水平突然升高而引发痛风发作。

四、痛风的临床分期及主要表现

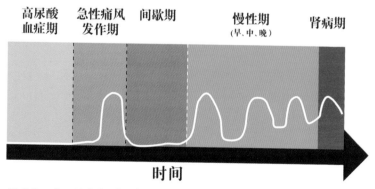

图 2-9　痛风的分期（随着痛风病程的进展，痛风的发作频率越来越高）

如图 2-9 所示，临床上一般将痛风分为无症状高尿酸血症期（无晶期、结晶期）、痛风性关节炎急性发作期、痛风间歇期、痛风慢性期（早、中、晚期）和痛风肾病期等八期描述（但并不表示每位痛风病人都须依序经过这八个时期）。

1. 第一期：无症状高尿酸血症期

此期是血尿酸量变向质变发展的过程，病人的主要表现为血尿酸超过 420μmol/L，而未出现关节剧痛等典型的关节炎症状。这种高尿酸血症可能终其一生都会存在。由于没有关节剧烈疼痛等突出的临床表现而容易被人忽视，往往是在健康体检或者是因其他疾病进行检查时才偶然发现（图 2-10、图 2-11）。

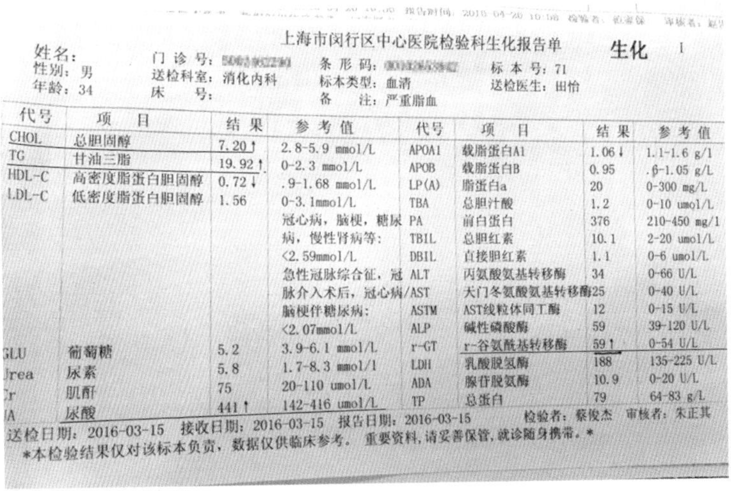

图 2-10　该病人因为肥胖体检，发现血尿酸升高，同时伴有高血脂和肝功能异常

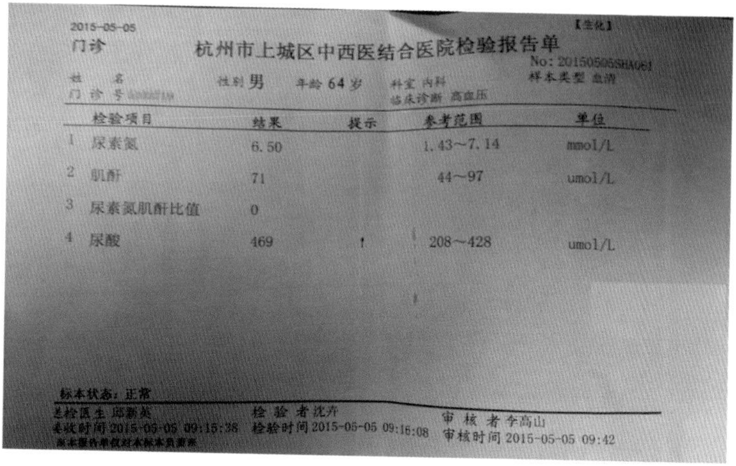
2015-05-05 【生化】

门诊 杭州市上城区中西医结合医院检验报告单

No: 20150505SHA061

姓名 性别 男 年龄 64 岁 科室 内科 样本类型 血清

门诊号 临床诊断 高血压

	检验项目	结果	提示	参考范围	单位
1	尿素氮	6.50		1.43～7.14	mmol/L
2	肌酐	71		44～97	umol/L
3	尿素氮肌酐比值	0			
4	尿酸	469	↑	208～428	umol/L

标本状态：正常

送检医生 邱新英 检验者 沈卉 审核者 李高山

采收时间 2015-05-05 09:15:38 检验时间 2015-05-05 09:16:08 审核时间 2015-05-05 09:42

本报告单仅对本标本负责

图 2-11　该病人因为高血压体检，却发现血尿酸升高

需要提醒的是，由于检测设备和方法的不同，各医院检测血尿酸的正常参考值有所不同，在判读检验结果时需加以注意（图 2-12 ～图 2-17）。

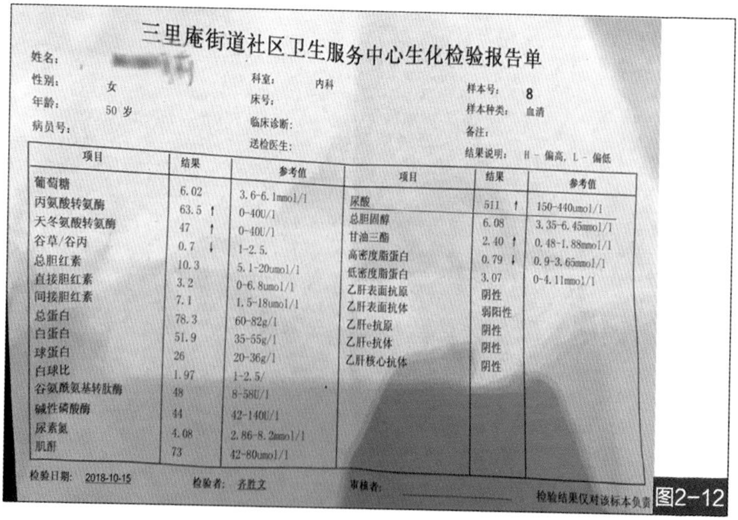
三里庵街道社区卫生服务中心生化检验报告单

姓名：

性别：女 科室：内科 样本号：8

年龄：50 岁 床号： 样本种类：血清

病员号： 临床诊断： 备注：

送检医生： 结果说明：H－偏高，L－偏低

项目	结果	参考值	项目	结果	参考值
葡萄糖	6.02	3.6-6.1mmol/l	尿酸	511 ↑	150-440umol/l
丙氨酸转氨酶	63.5 ↑	0-40U/l	总胆固醇	6.08	3.35-6.45mmol/l
天冬氨酸转氨酶	47 ↑	0-40U/l	甘油三酯	2.40 ↑	0.48-1.88mmol/l
谷草/谷丙	0.7 ↓	1-2.5.	高密度脂蛋白	0.79 ↓	0.9-3.65mmol/l
总胆红素	10.3	5.1-20umol/l	低密度脂蛋白	3.07	0-4.11mmol/l
直接胆红素	3.2	0-6.8umol/l	乙肝表面抗原	阴性	
间接胆红素	7.1	1.5-18umol/l	乙肝表面抗体	弱阳性	
总蛋白	78.3	60-82g/l	乙肝e抗原	阴性	
白蛋白	51.9	35-55g/l	乙肝e抗体	阴性	
球蛋白	26	20-36g/l	乙肝核心抗体	阴性	
白球比	1.97	1-2.5/			
谷氨酰氨基转肽酶	48	8-58U/l			
碱性磷酸酶	44	42-140U/l			
尿素氮	4.08	2.86-8.2mmol/l			
肌酐	73	42-80umol/l			

检验日期：2018-10-15 检验者：齐胜文 审核者： 检验结果仅对该标本负责

图2-12

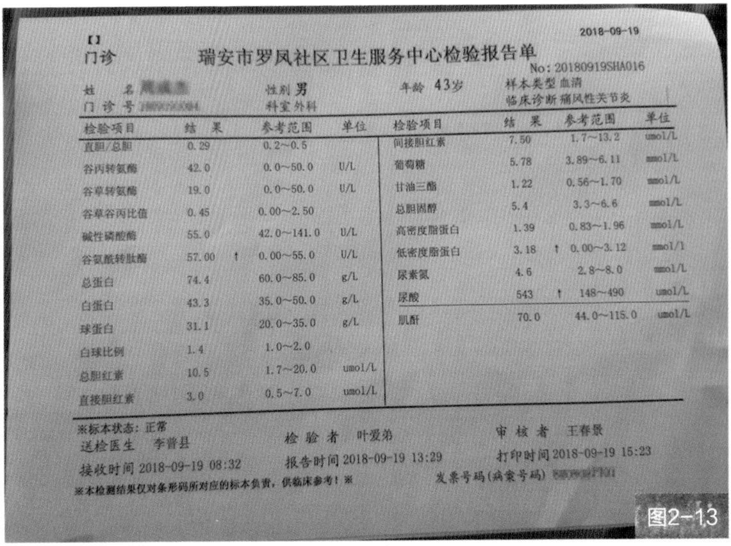

门诊　　瑞安市罗凤社区卫生服务中心检验报告单

2018-09-19

No:20180919SHA016

姓　名 周晓东　　　性别 男　　　年龄 43岁　　　样本类型 血清
门诊号 18090900084　　　科室 外科　　　临床诊断 痛风性关节炎

检验项目	结果	参考范围	单位		检验项目	结果	参考范围	单位
直胆/总胆	0.29	0.2~0.5			间接胆红素	7.50	1.7~13.2	umol/L
谷丙转氨酶	42.0	0.0~50.0	U/L		葡萄糖	5.78	3.89~6.11	mmol/L
谷草转氨酶	19.0	0.0~50.0	U/L		甘油三酯	1.22	0.56~1.70	mmol/L
谷草谷丙比值	0.45	0.00~2.50			总胆固醇	5.4	3.4~5.7	mmol/L
碱性磷酸酶	55.0	42.0~141.0	U/L		高密度脂蛋白	1.39	0.83~1.96	mmol/L
谷氨酰转肽酶	57.00 ↑	0.00~55.0	U/L		低密度脂蛋白	3.18 ↑	0.00~3.12	mmol/L
总蛋白	74.4	60.0~85.0	g/L		尿素氮	4.6	2.8~8.0	mmol/L
白蛋白	43.3	35.0~50.0	g/L		尿酸	543 ↑	148~490	umol/L
球蛋白	31.1	20.0~35.0	g/L		肌酐	70.0	44.0~115.0	umol/L
白球比例	1.4	1.2~2.4						
总胆红素	10.5	1.7~20.0	umol/L					
直接胆红素	3.0	0.5~7.0	umol/L					

※ 标本状态：正常

送检医生：李普县　　　检验者：叶爱弟　　　审核者：王春景

接收时间：2018-09-19 08:32　　　报告时间：2018-09-19 13:29　　　打印时间：2018-09-19 15:23

※本检测结果仅对象形所对应的标本负责，供临床参考！　　　发票号码(病案号码)：

图2-13

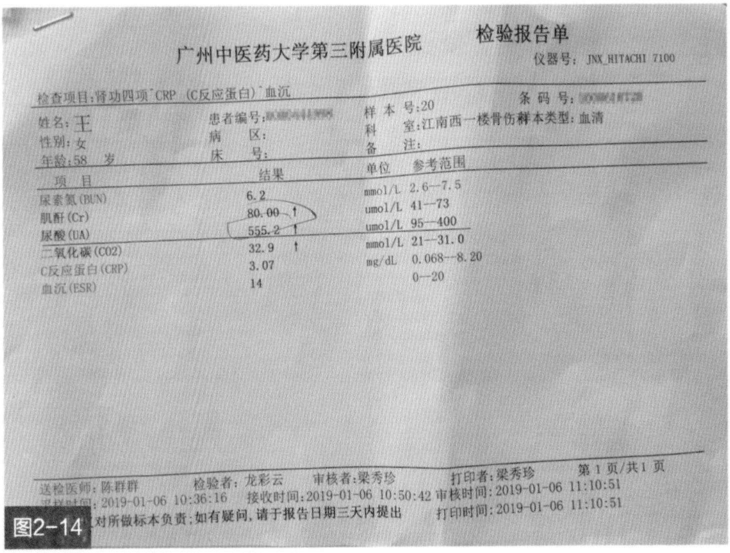

广州中医药大学第三附属医院　　　检验报告单

仪器号：JNX_HITACHI 7100

检查项目：肾功四项、CRP (C反应蛋白)、血沉　　　　样本号：20　　　条码号：

姓名：王　　　患者编号：　　　　科室：江南西一楼骨伤样本类型：血清
性别：女　　　病区：
年龄：58岁　　　床号：

项目	结果	单位	参考范围
尿素氮 (BUN)	6.2	mmol/L	2.6~7.5
肌酐 (Cr)	80.00 ↑	umol/L	41~73
尿酸 (UA)	555.2 ↑	umol/L	95~400
二氧化碳 (CO2)	32.9 ↑	mmol/L	21~31.0
C反应蛋白 (CRP)	3.07	mg/dL	0.068~8.20
血沉 (ESR)	14		0~20

送检医师：陈群群　　　检验者：龙彩云　　　审核者：梁秀珍　　　打印者：梁秀珍　　　第1页/共1页

采样时间：2019-01-06 10:36:16　　　接收时间：2019-01-06 10:50:42　　　审核时间：2019-01-06 11:10:51　　　打印时间：2019-01-06 11:10:51

图2-14　　　对所做标本负责；如有疑问，请于报告日期三天内提出

慈铭健康体检管理集团 武汉公司

慈铭体检 只为健康
CIMING CHECKUP ONLY FOR HEALTH

2019年03月25日

生化检验

项目	结果	单位	参考区间
肌酐（Cr）	122.60	μmol/L	53-123
尿酸（UA）	564.00 ↑	μmol/L	90-430
空腹血糖（FPG）	5.06	mmol/L	3.6-6.1
同型半胱氨酸（HCy）	28.9 ↑	μmol/L	0-20

检验 李莉　审核 张志刚

糖化血红蛋白

项目	结果	单位	参考区间
糖化血红蛋白（HbA1c）	5.50	%	4.6-6.2

检验 王新莉　审核 刘江奎

甲状腺功能检测　标本类型：血清　标本状态：正常
样品采集时间：　结果发布时间：2019-3-21 15:45:41

项目	结果	单位	参考区间
促甲状腺素（TSH）发光法	0.797	μIU/mL	0.3-4.60
游离三碘甲状腺原氨酸（F-T3）发光法	4.67	pmol/l	2.84-6.22
游离甲状腺素（F-T4）发光法	16.18	pmol/l	12.19-21.18

检验 熊雅文　审核 刘江奎

肿瘤检测　标本类型：血清　标本状态：正常
样品采集时间：　结果发布时间：2019-3-20 17:07:38

	结果	单位	参考区间

图2-15

【生化分析】 珞南街社区卫生服务中心检验报告单　2019-04-19

门诊号：　　　　　　　　　　　　　　　　　　　No：20190419SHY0164　门诊
姓　名：阮童　　性别：女　年龄：52岁　　样本类型：血清
标本状态：正常　　科室：全科　　临床诊断：健康查体

检验项目	结果	提示	参考范围	单位
1 尿素氮	7.48		1.70~8.30	mmol/L
2 肌酐酶法	100	↑	45~84	μmol/L
3 尿酸	439	↑	142~339	μmol/L

图2-16

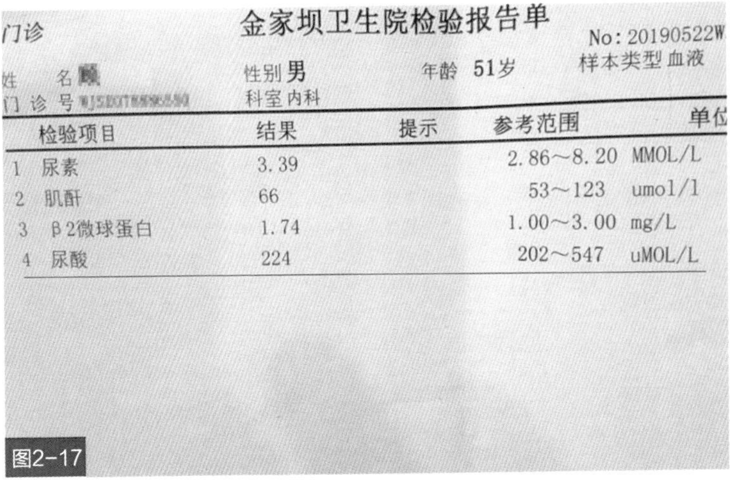

门诊

金家坝卫生院检验报告单   No:20190522W

姓 名 顾   性别男   年龄 51岁   样本类型 血液
门 诊 号 WJSZXXT030900300   科室 内科

	检验项目	结果	提示	参考范围	单位
1	尿素	3.39		2.86～8.20	MMOL/L
2	肌酐	66		53～123	umol/l
3	β2微球蛋白	1.74		1.00～3.00	mg/L
4	尿酸	224		202～547	uMOL/L

图2-17

此期虽然未出现关节炎症状，但其实尿酸盐结晶已经逐渐散在性地沉积在关节、肌腱、血管和肾脏等部位，除了部分转化为痛风关节炎外，也可能诱发和/或加重血管硬化，或形成肾结石等，而引起高血压、肾绞痛、血尿等。所以，此期所谓"无症状"其实是指没有痛风关节炎关节剧痛的症状。

在临床上通过双源CT（DECT）检查，部分病人体内可在关节、肌腱、骨骼等多处发现有散在的尿酸盐结晶沉积，称为"满天星"现象（图2-18）。

双源CT双能量成像技术可以清晰地显示尿酸盐结晶在体内分布的部位、形态、面积大小等，从而判断病情的程度。也可以根据治疗前后双源CT检测结果判断疗效。根据设备和后处理软件使用的不同，尿酸盐结晶显示的颜色为绿色、棕色或蓝色。有关双源CT将在痛风的影像学检查章节中详细讨论。

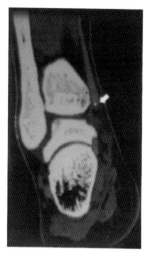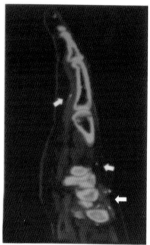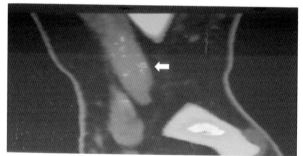

图 2-18　双源 CT 三维重建检查的"满天星"现象（图中绿色斑点为散在的尿酸盐结晶）

2. 第二期：痛风急性发作期

此期是发生质变的过程，当血尿酸升高超过饱和度后，形成尿酸盐结晶并随血液循环到达关节、肾脏、皮下等部位，在某种诱发因素刺激下，沉积于关节的尿酸盐脱落而诱发关节剧烈疼痛。

　　我们常常看到激烈的警匪枪战片：几名警察遇到持枪负隅顽抗的匪徒，在身负重伤的情况下向总部呼救，闻讯赶来的大批警察与歹徒混战，互有伤亡，场面火爆惨烈。痛风关节炎的急性发作则有些类似警匪枪战片：关节内的尿酸盐结晶（匪徒）脱落排泄不出，白细胞（人体警察）吞噬尿酸盐结晶后却不能消化掉尿酸结晶，白细胞反而裂解（警察伤亡），释放出胞浆和溶酶体酶等炎性因子（呼救信号），一方面引起关节及其周围软组织发生一系列非特异性炎症反应，出现局部红、肿、热、痛的急性炎症表现。另一方面，吸引更多的白细胞在局部聚集，使局部炎症反应更为强烈（警匪混战）。病人常常在后半夜被疼醒，数小时内，受累关节即出现红、肿、热、痛等关节炎的表现。

　　高尿酸血症患者中，约有 10% 在饮食过量（尤其是饮酒或过量食入肉食、海鲜、内脏等高嘌呤食物后）、寒冷、疲劳、剧烈运动、药物、外伤（如骨折、脚踝扭伤后）或手术等因素刺激下，诱发痛风关节炎突然急性发作。

　　典型的痛风性关节炎首次发作多为发病急骤，常见于夜间或清晨突然发病。患者常常因为刀割、烧灼般的剧痛而惊醒，并且彻夜难眠。受累关节及周围软组织呈红色，明显肿胀，局部发热，疼痛剧烈难忍，有的会出现关节积液。常伴有关节活动受限，行动不便。受累关节往往"拒触"，甚至微风吹过或稍有触碰，则马上感到钻心的疼痛，最痛时有如撕裂般令人无法忍受（极端严重时病人甚至会哀求把患肢砍掉，正所谓"痛疯了",病人痛不欲生),而后症状再慢慢减轻。

　　病发的早期较常侵犯单一关节(占90%),其中约有半数首发部位是脚部的大踇趾(第一跖趾关节),偶尔也可同时发生在其他关节。这可能是下肢关节尤其是跖趾关节承受的身体压力最大,活动频繁,加之局部血液循环少,温度低,容易受到损伤。当痛风性关节炎反复发作时,就可能累及多个关节。通常第一跖趾关节(图2-19)、踝关节(图2-20)、膝关节(图2-21)和手腕关节是四个最容易发作的部位。若得不到及时有效的治疗,受累关节将会增多,严重者可累及肩关节、髋关节、脊柱、骶髂关节、胸锁关节、下颌等关节,甚至肋软骨。

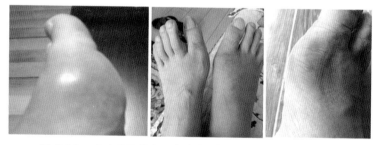

图2-19　痛风关节炎急性发作期(第一跖趾关节红肿热痛)

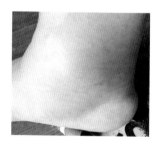
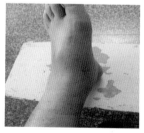

图2-20　痛风关节炎急性发作期(踝关节部位红肿热痛)

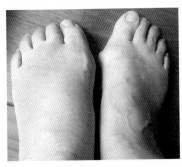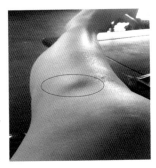

图 2-21 痛风关节炎急性发作期（左脚背和左膝关节下方红肿热痛）

大关节受累时常有渗液（图 2-22），伴有发热，体温可达 38 ～ 39℃，有时出现寒战、倦怠、厌食、头痛等症状。有的还有心动过速、肝脏肿大、明显多尿等症状和体征。

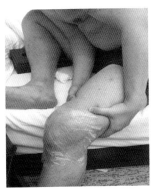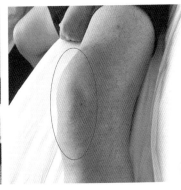

图 2-22 痛风关节炎急性发作期（膝关节炎，内有积液），使用显微镜观察抽出的积液，会发现内有松针状尿酸盐结晶

痛风早期有一种"自限性"现象，即不经过任何治疗，痛风症状几天到 1 ～ 2 周内会自动消失，但随着病情的逐渐加重，这种"自限性"现象会逐渐消失，病人疼痛发作的频率增

加，甚至出现多关节疼痛，影响病人的日常生活和工作（图2-23）。

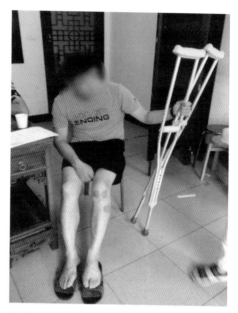

图 2-23　痛风急性发作时，关节的剧烈疼痛和肿胀影响病人的日常生活和工作

此期血尿酸水平一般会升高，但部分病人的血尿酸值有可能在正常值范围内，或其平时尿酸值偏高，但急性发作时其血尿酸值比平时最高值还低些，这些病人大多在急性期过后，血尿酸值可能又会上升。

3. 第三期：痛风间歇期

此期相当于妇女生下一胎的间隔期，是下一次痛风发作的孕育阶段。当痛风性关节炎急性发作缓解后，患者局部红肿疼痛症状会全部消失，同时关节活动也恢复如初，这种状态可持续数月乃至数年不等，此阶段称为痛风的间歇期。

间歇期内患者往往不再有明显的症状，主要表现是高尿酸血症，部分患者曾发作的关节部位皮肤可有不同程度的色素沉积、瘙痒和脱屑，这是本期的特征性表现（图2-24）。

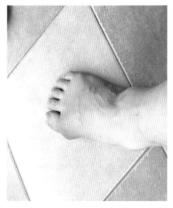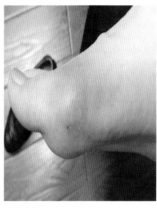

图2-24　痛风间歇期病人关节皮肤出现色素沉着、瘙痒和脱屑现象

据资料介绍，62%的痛风患者间歇期小于1年，16%的痛风患者为1～2年，11%的痛风患者为2～5年，4%的痛风患者为5～10年，仅有7%的痛风患者间歇期长达10年。

间歇期很容易给患者造成一种"错觉"，误认为痛风已经痊愈，或认为痛风根本就不曾发生过。但事实上，尽管没有疼痛发生，但尿酸盐结晶仍然持续不断地沉积在全身关节、软组织和脏器中，一旦再次发作的条件具备，比如血尿酸水平长期超标、长期高嘌呤饮食、长期的熬夜紧张和疲劳或剧烈运动等，痛风会"卷土重来"，再次发作，并转变成痛风慢性关节炎，发作的次数愈加频繁，持续的时间更久，受累的关节更多，症状也更严重。

此期相当于火山休眠期（图2-25）。当然，就像有的火山爆发后永远不再活动，成为死火山一样，有的病人初次痛风发作后，以后再也没有发作过。

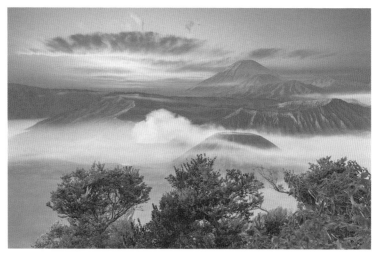

图2-25 火山休眠期

4. 第四期：痛风慢性期

就像一些火山经过或长或短的休眠期后又会再次爆发，有的爆发频率越来越高，有的就成为常年喷发的火山一样，经过间歇期后，痛风又可能再次复发，而且发作的频率越来越高，由每年1～2次，发展到每年3次以上，严重的每月多次发作，并从急性期的单一关节发作到多个关节发作，关节局部肿胀、疼痛，并逐渐发展为痛风石凸起、局部骨质缺损和关节畸形，肾功能也出现了一定的损害，说明已经进入了痛风慢性期。

痛风慢性期分为慢性早期、慢性中期和慢性晚期。

（1）**痛风慢性早期**：此期主要的临床表现为痛风性关节炎再次发作，而且发作次数不少于每年 2～3 次，疼痛的部位也在逐渐增加，血尿酸升高，但一般在 540μmol/L 以下。

由于机体长期代谢紊乱，尿酸排泄不畅加重，尿酸盐结晶大量累积，部分病人已有皮下小结节。但此期骨质还没有受到破坏，肾功能检查尚正常（图 2-26 ～图 2-28）。

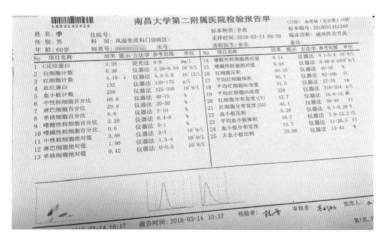

图 2-26　痛风慢性早期血常规检查各项指标基本正常

南昌大学第二附属医院检验报告单 〈门诊〉 肝功能五项（体检）+肾功能I（血脂I

姓 名：李　住院号：　　　　　　　　　　样本编号：20180314E1344
性 别：男　科 别：风湿免疫科门诊病 区：　　采样时间：2018-03-14 09:59　标本类型：血清
年 龄：60岁　病员号：　　　　床 号：　　送检医生：余乐　临床诊断：痛风性关节炎

No	项目	结果	提示	方法学	参考区间	单位
1	总胆红素	10.40		重氮法	3.4-17.1	μmol/L
2	直接胆红素	1.34		重氮法	0-3.4	μmol/L
3	间接胆红素	9.06		计算	0-17.1	μmol/L
4	天门冬氨酸氨基转移酶	19.18		速率法	15-40	U/L
5	丙氨酸氨基转移酶	19.62		速率法	9-50	U/L
6	尿素	3.39		酶法	3.6-9.5	mmol/L
7	肌酐	77.89		计算	57-111	μmol/L
8	估算肾小球滤过率	93.77			仅适用于成人	
9	尿酸	507.00		尿酶法	208-428	umol/L
10	总胆固醇	5.11		酶比色	<5.18	mmol/L
11	甘油三酯	2.28		酶比色	<1.7	mmol/L
12	高密度脂蛋白	1.16		直接法	1.16-1.42	mmol/L
13	低密度脂蛋白	3.48		直接法		mmol/L
14	非HDL胆固醇	3.95		HK	3.9-6.1	mmol/L
15	葡萄糖	4.87		免疫比浊法	159-233	mg/L
16	补体C1q	157.56				

报告时间:2018-03-14 12:22　检验者:何娟　审核者:　批准人:　第1页

图 2-27　此期除血尿酸水平升高外，常伴有高血脂（以甘油三酯升高占多数）

南昌大学第二附属医院检验报告单 〈门诊〉 尿液分析（九联以上仪器）

姓 名：李　住院号：　　　　　　　　　　标本编号：20180314A99
性 别：男　科 别：风湿免疫科门诊病区：　采样时间：2018-03-14 10:34　标本种类：尿液
年 龄：60岁　病员号：　　　　床 号：　　送检医生：余乐　备注：

No	项目名称	结果	提示	方法学	参考区间	单位
1	维生素C	-		干化学法		mmol/L
2	比重	1.020			1.003-1.030	
3	PH值	5.00			4.5-8.0	
4	亚硝酸盐	-		干化学法	阴性	g/l
5	蛋白质	-		干化学法	阴性	mmol/l
6	葡萄糖	-		干化学法	阴性	mmol/l
7	酮体	-		干化学法	阴性或弱阳性	umol/l
8	尿胆原	正常		干化学法	阴性	umol/l
9	胆红素	-		干化学法	阴性	cell/l
10	白细胞	-		干化学法		cell/l
11	隐血	-		观测	淡黄色	
12	尿颜色	淡黄色		观测	透明	/HP
13	尿透明度	透明		观测	未见异常	
14	镜检	未见异常				

接收时间：2018-03-14 10:40　报告时间：2018-03-14 10:48　检验者:陈　审核者:　批准人:　第1页，共1页

图 2-28　痛风慢性早期病人尿液检查可能仅表现尿 pH 值下降（尿液偏酸）

如图 2-29 ~ 图 2-32 所示，该痛风慢性早期病人右膝关节关节炎反复发作，双源 CT 检查可见髌骨下缘有一斑点状尿酸盐结晶（绿色点状）。

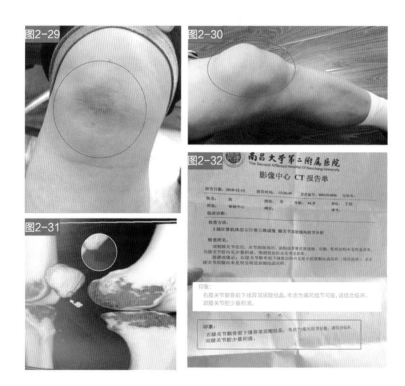

如图 2-33、图 2-34 所示，痛风慢性早期病人尿酸盐结晶呈斑点状（绿色点状）。

如图 2-35、图 2-36 所示，该病人双源 CT 检查发现左外踝尿酸盐结晶成斑块状。

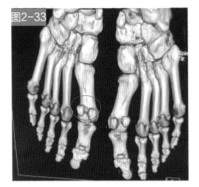

图2-33

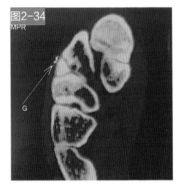

图2-34

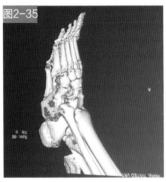

图2-35

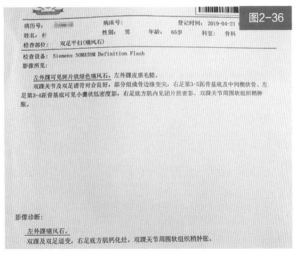

图2-36

病历号：　　　　　　病床号：　　　　　　登记时间：2019-04-21

姓名：杵　　　　性别：男　年龄：65岁　科室：骨科

检查部位：双足平扫(痛风石)

检查设备：Siemens SOMATOM Definition Flash

影像所见：

左外踝可见斑片状绿色痛风石，左外踝皮质毛糙。

双踝关节及双足诸骨对合良好，部分跖骨边缘变尖，右足第3-5跖骨基底及中间楔状骨、左足第3-4跖骨基底可见小囊状低密度影，右足底方肌内见团片致密影。双踝关节周围软组织稍肿胀。

影像诊断：

左外踝痛风石。

双踝及双足退变，右足底方肌钙化灶，双踝关节周围软组织稍肿胀。

（2）**痛风慢性中期**：此期主要的特征是关节或皮下等处开始出现大小不等的痛风石，同时慢性关节炎反复发作，每年 3 次以上，严重的每月发作 1 ～ 2 次，血尿酸升高，多在 540μmol/L 以上，伴高血脂、脂肪肝或高血糖、高血压，肾功能不全但尚处代偿期（部分病人胱抑素 C、肌酐或尿素氮值 1 ～ 2 项轻中度升高，见图 2-37）。

图2-37 华中科技大学同济医学院附属协和医院检验科报告单

姓名：陈		科别：老年病门诊	病员号：			标本编号：3194	
性别：男		床号：	采样日期：2019-04-17 08:23			送检医生：成蓓	
年龄：74岁		标本种类：血清	收样时间：2019-04-17 08:44			送检科室：老年病门诊	
备注：						临床诊断：冠状动脉粥样	

	项　目	结果	参考范围		项　目	结果	参考范围
1	总胆红素	16.9	5.1-19.0μmol/L	19	HDL-C	L 1.15	1.16-1.42mmol/L
2	直接胆红素	H 7.1	1.7-6.8μmol/L	20	LDL-C	2.22	2.7-3.1mmol/L
3	ALT	18	5-40U/L	21	肌酸激酶	H 233	38-174U/L
4	AST	25	8-40U/L	22	乳酸脱氢酶	227	109-245U/L
5	碱性磷酸酶	86	40-150U/L	23	钠	140.5	136-145mmol/L
6	γ-谷氨酸转移酶	33	11-50U/L	24	钾	3.87	3.5-5.2mmol/L
7	总蛋白	75	64-83g/L	25	氯	104.3	96-108mmol/L
8	白蛋白	46.7	35-55g/L	26	钙	2.42	2.02-2.54mmol/L
9	球蛋白	28.8	20-30g/L	27	总二氧化碳	23.6	21.0-30.0mmol/L
10	白球比例	1.6	1.2-2.5	28	磷	L 0.91	0.96-1.62mmol/L
11	尿素氮	4.9	2.9-8.2mmol/L	29	镁	0.84	0.70-1.10mmol/L
12	肌酐（苦味酸法）	84.3	44.0-133.0μmol/L	30	CK-MB质量测定	2.4	<6.6ng/mL
14	尿酸	H 656.2	208-428μmol/L				
13	胱抑素C	H 1.21	<1.0mg/L				
15	空腹血糖	5.87	3.9-6.1mmol/L				
16	总胆固醇	4.03	<5.2mmol/L				
17	甘油三酯	0.81	<1.7mmol/L				
18	非HDL-C	2.88	<4.1mmol/L				

检验时间：2019-04-17 08:44	审核时间：2019-04-17 10:56	检验人员：覃蓉	核对人员：龚小伟

关节剧痛并不是痛风最可怕的，痛风最严重的危害（图 2-38）是如同河流有泥沙沉积一样，尿酸盐随血液流到全身关节、肌腱、耳郭、眼睑、皮下软组织和内脏（如肾脏）中沉积形成尿酸盐结晶，诱发局部炎症并逐渐形成大小不一的痛风石（又称痛风结节），并由此引起慢性关节炎、关节软骨和骨质破坏、关节僵直畸形甚至骨折、痛风性肾炎及肾功能衰竭（尿毒症）。

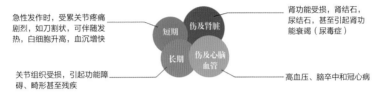

痛风——不光是痛那么简单

痛风的主要危害是尿酸盐结晶析出，沉积在血管、关节等处，引起一系列疾病

急性发作时，受累关节疼痛剧烈，如刀割状，可伴随发热，白细胞升高，血沉增快

短期 ｜ 伤及肾脏

肾功能受损，肾结石、尿结石，甚至引起肾功能衰竭（尿毒症）

长期 ｜ 伤及心脑血管

关节组织受损，引起功能障碍、畸形甚至残疾

高血压、脑卒中和冠心病

图 2-38　痛风的危害

　　痛风石是尿酸盐结晶诱发的慢性异物性肉芽肿性炎症反应，其结构大致分为三层：①中心层：由尿酸盐结晶与蛋白性物质共同形成的异物性肉芽肿；②中间层：由围绕着的大量组织细胞包括损坏死亡的白细胞组成；③外层：由纤维血管和致密结缔组织构成，包裹着痛风石。

　　尿酸盐结晶随血液流到什么部位沉积，就可以在哪个部位聚集成"结石"。目前发现，除中枢神经系统外，人体几乎所有关节和组织中均可形成痛风石，最常见于耳郭，亦多见于脚趾、踝、手指、腕、肘及膝关节，以及关节附近的滑囊膜、腱鞘与软骨等处，脊椎、胸廓和骨盆关节处也可见尿酸盐结晶沉积，有些尿酸盐结晶沉积在肾脏，引起肾结石，少数病人可出现在鼻软骨、舌、喉、声带、眼睑、阴茎、包皮、主动脉、心瓣膜和心肌。沉积在体表如耳郭、眼睑和皮下的痛风石，我们用肉眼就可以看到（图 2-39～图 2-48）。

　　痛风石对人体的危害非常大：长期压迫和侵蚀骨骼，导致关节畸形甚至骨折；沉积在冠状动脉、心脏瓣膜，引起心肌损害、冠状动脉供血不足、心律失常和心功能不全，即"痛风性心脏病"；沉积在眼部，如眼睑、结膜、角膜、虹膜、眼球后等部位，可引起葡萄膜炎、带状角膜病、眼睑炎症、青光眼甚至失明；沉积在颈椎、腰椎，常常导致四肢麻木、背痛等椎管狭窄和脊髓压迫症状，易误诊为脊椎骨质增生、椎间盘突出等病症。痛风石的大小数量与痛风病情轻重、病程长短有密切的关系。一般病程越长，病情越严重，痛风石就越多越大。痛风石沉积的部位越重要，对人体的损害就越严重。在痛风慢性中期，体表已经可以看到并触及大小不等的痛风石凸起，质地由软变硬，骨质没有或是轻微受损，关节功能尚正常或轻微障碍。

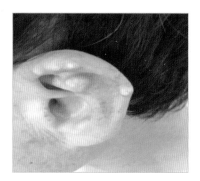

图 2-39 耳郭痛风石

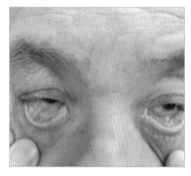

图 2-40 眼睑痛风石

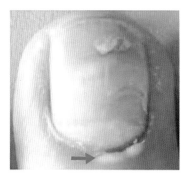

图 2-41 手指甲旁皮下痛风石

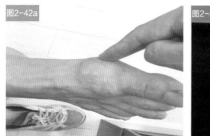
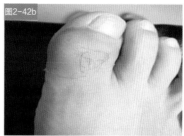
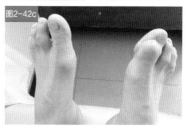

图 2-42　脚大踇趾痛风石

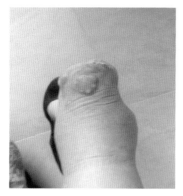
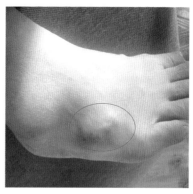

图 2-43　足跟部痛风石　　　　图 2-44　脚背痛风

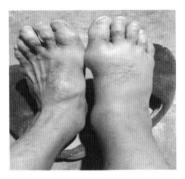

图 2-45　痛风慢性中期的急性发
　　　　作，双脚肿痛并可见痛
　　　　风石

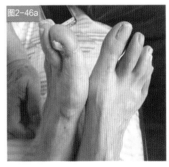

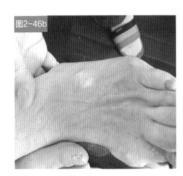

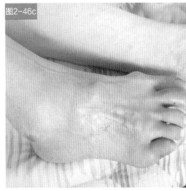

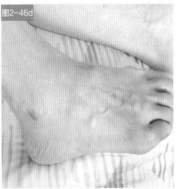

图 2-46　双脚多发性痛风石

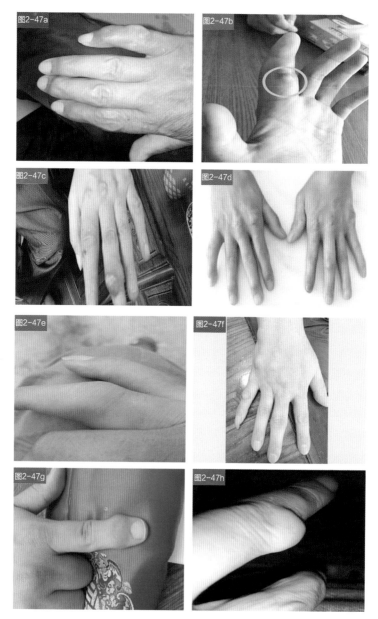

图 2-47　手部痛风石

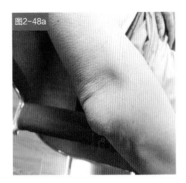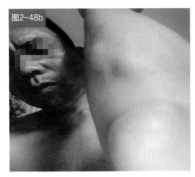

图 2-48　肘关节和手前臂痛风石

关节内或深部组织内的，以及痛风石小至肉眼看不到时，借助双源 CT 扫描三维成像能清晰可见尿酸盐结晶已经呈斑块状了（棕色、绿色或蓝色斑状）（图 2-49～图 2-57）。

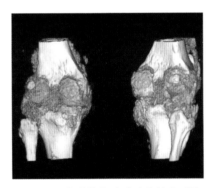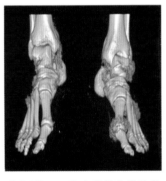

图 2-49　膝关节内的尿酸盐结晶（棕色斑块）　图 2-50　双脚内的尿酸盐结晶（棕色斑块）

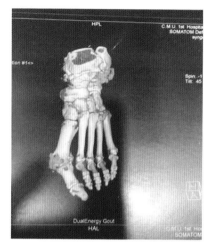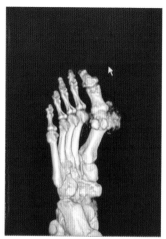

图 2-51 双源 CT 三维成像，尿酸盐结晶也可显示为绿色或蓝色斑块

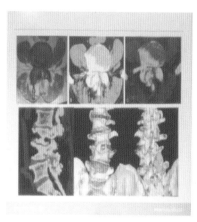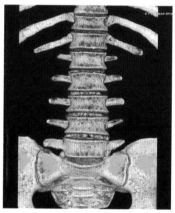

图 2-52 双源 CT 检测腰骶椎的尿酸盐结晶

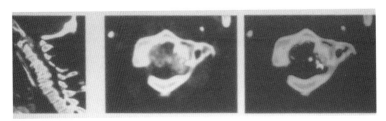

图 2-53　双源 CT 检测寰枢关节（第一颈椎寰椎和第二颈椎枢椎之间连结的总称）尿酸盐结晶（绿色）

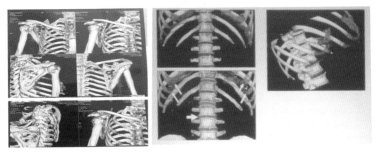

图 2-54　双源 CT 检测显示肋骨软骨、椎间盘及胸骨、肩胛骨中尿酸盐沉积

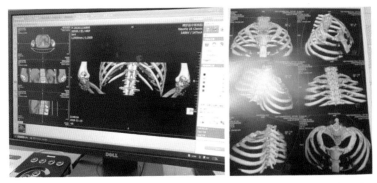

图 2-55　双源 CT 检测肋骨软骨、胸椎和胸骨中的尿酸盐结晶（绿色）

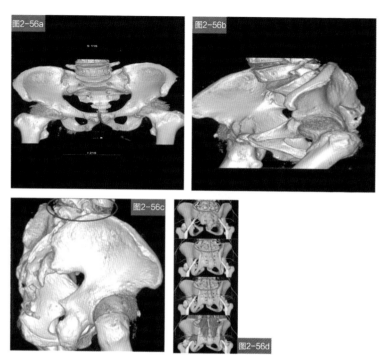

图 2-56　双源 CT 检测骨盆、骶椎和股骨头尿酸盐结晶（棕色）

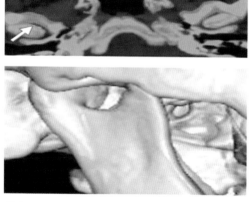

图 2-57　双源 CT 检测右颞下颌关节尿酸盐结晶
　　　　　（绿色斑块）

在酸性环境下，比如 pH4.5 ～ 5.0 时，尿酸盐的溶解度仅为 15mg/dL，而在 pH7.0 以上时，尿酸盐溶解度为 200mg/dL。当痛风病人的尿中尿酸浓度增加，尿呈酸性时，尿酸盐易沉积形成肾结石，诱发肾绞痛、尿隐血或血尿和间歇性蛋白尿等。

随着病情的发展，沉积在肾组织的尿酸盐结晶逐渐损伤肾小管和肾间质，导致病人肾单位减少 20% ～ 25%，肾小球滤过率（GFR）减少至 50 ～ 80mL/min（而正常人的肾小球滤过率为 125mL/min）。肾的代偿能力特别强，虽然此期肾贮备能力已丧失，但排泄代谢产物、调节水、电解质及酸碱平衡能力尚好，属肾功能不全代偿期，临床上病人症状较轻，可以出现贫血、疲乏无力、体重减轻、精神不易集中等，若伴有肾浓缩功能受损时，夜尿增多，尿比重下降，血尿素氮或肌酐通常正常或有时轻度升高（血肌酐 133 ～ 177μmol/L）（图 2-58），早期可见间歇性轻度的蛋白尿（图 2-59）。

江苏盛泽医院检验报告单　　样本号：37

姓名：冯	病人类型：门诊	床号：	采样时间：2018/05/14 09:56
性别：男	门诊号：	标本类型：血清	送检时间：2018/05/14 10:24
年龄：30岁	科室：肾内科门诊	诊断：肾炎综合症	检验时间：2018/05/14 10:24

序号	项目名称	结果	提示	单位	参考范围
1	尿素氮(干化学法)	7.01		mmol/L	3.2—7.1
2	肌酐(干化学法)	126	↑	umol/L	58—110
3	尿酸(干化学法)	498.1	↑	umol/L	120—420

抚州市第一人民医院生化检验报告单　　标本号：

2018/02/08	病人类型：门诊	床号：	采集时间：
姓名：	在院号：	类别：	标本类型：血清
年龄：66岁	科室：内分泌门诊	诊断：	

代号	项目	结果	参考值	代号	项目	结果	参考值
ALT	谷丙转氨酶	27	0—40 U/L	TBA	总胆汁酸	3.1	0—15 umol/L
AST	谷草转氨酶	27	0—40 U/L	AFU	a-L-岩藻糖苷酶	25.5	0—40 U/L
AST/ALT草/丙		1.0	0—2	CG	甘胆酸	0.46	0—2.7 mg/L
ALP	碱性磷酸酶	87	42—128 U/L	BUN	尿素氮	11.1 ↑	2.9—7.1 mmol/L
GGT	谷氨酰氨转肽酶	34	0—50 U/L	CREA	肌酐	177.3 ↑	35—110 umol/L
TBIL	总胆红素	13.0	0—17 umol/L	UA	尿酸	550 ↑	135—420 umol/L
DBIL	直接胆红素	4.0	0—7 umol/L	GLU	葡萄糖	7.5 ↑	3.8—6.1 mmol/L
IDBIL	间接胆红素	9.0	0—17 umol/L	CO2	二氧化碳结合率	24.9	20—28 mmol/L
TP	总蛋白	72.9	64—85 g/L	B2-MG	B2-微球蛋白	3.29 ↑	0—3 mg/L
ALB	白蛋白	43.2	34—50 g/L	GSP	糖化血清蛋白	1.55	1.2—2.3 mmol/L
GLO	球蛋白	29.7	20—45 g/L				
A/G	白球比	1.5	1.1—2.3				
MAO	单胺氧化酶	3	0—11 U/L				
PA	前白蛋白	694	250—400 mg/L				
CHE	胆碱酯酶	4983	4000—11000 U/L				

图 2-58　部分痛风慢性中期病人胱抑素C、肌酐或尿素氮值升高

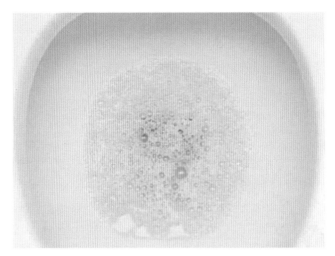

图 2-59 部分病人尿颜色加深，泡沫增加

（3）**痛风慢性晚期**：此期的主要特点是痛风石数量增加，体积增大，易破溃流出白色尿酸盐结晶。痛风石可以诱发痛风性关节炎的频繁发作，严重的每月发作 2 ～ 3 次或持续疼痛，还可造成关节软骨和骨质严重受损，周围组织纤维化，导致多关节肿痛、僵直、畸形及功能障碍，甚至骨折而残疾，给病人带来极大的身心痛苦。

如图 2-60 ～图 2-72 所示，手部多发性痛风石，伴有关节畸形、功能障碍。

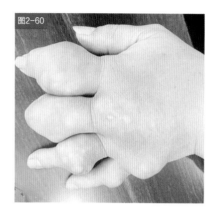

图2-60

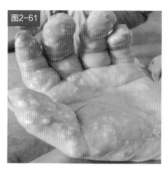

图2-61

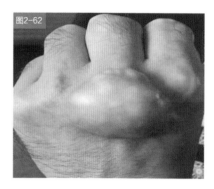

图2-62

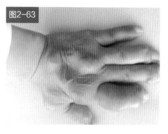

图2-63

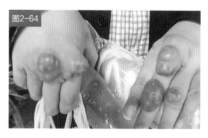

图2-64

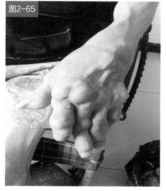

图2-65

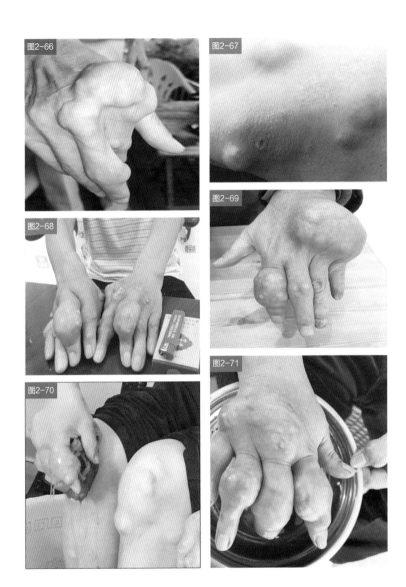

图2-66

图2-67

图2-68

图2-69

图2-70

图2-71

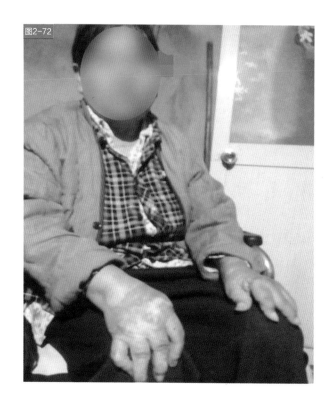

图2-72

如图2-73～图2-77所示，下肢痛风石，伴有关节畸形。

如图2-78、图2-79所示，肉眼可见右脚大踇趾处乒乓球大小的痛风石，双源CT检测清晰看到尿酸盐结晶团块。

如图2-80～图2-87所示，痛风石体积增大、溃烂，流出豆腐渣样尿酸盐结晶。

如图2-88～图2-91所示，痛风慢性晚期关节畸形、功能障碍。

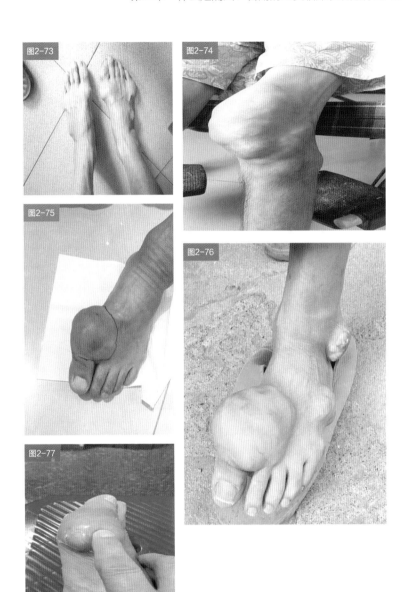

图2-73

图2-74

图2-75

图2-76

图2-77

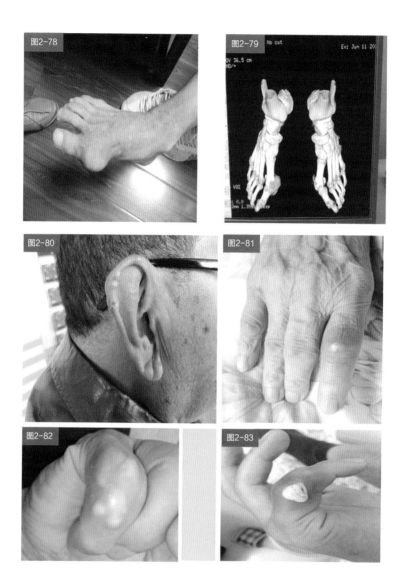

图2-78

图2-79

图2-80

图2-81

图2-82

图2-83

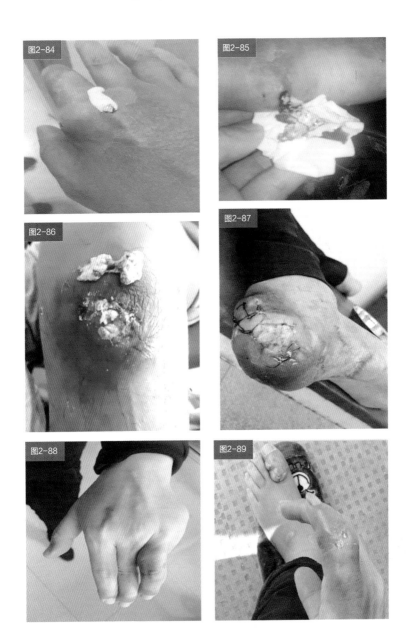

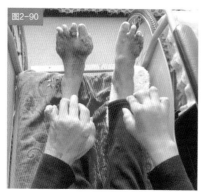

图2-90

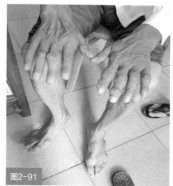

图2-91

　　更严重的是，此期肾脏已损害比较严重，肾单位减少50%～70%，肾功能不全代偿能力严重不足，肾小球滤过率20～50mL/min，血中尿素氮、肌酐上升明显（血肌酐177～442μmol/L），并常有酸中毒。此期又称氮质血症期，表现为易疲劳、乏力、食欲减退、恶心、注意力不能集中、尿血、蛋白尿、贫血明显、水肿、肾浓缩功能障碍而致夜尿增多或多尿，此期如忽视肾功能保护或机体额外负荷，会出现严重呕吐、腹泻，致血容量不足，并可致肾功能迅速减退而衰竭。

　　如图 2-92 ～图 2-94 所示，痛风慢性晚期常出现高尿酸血症、肌酐、尿素氮均严重升高，并出现血尿和蛋白尿。

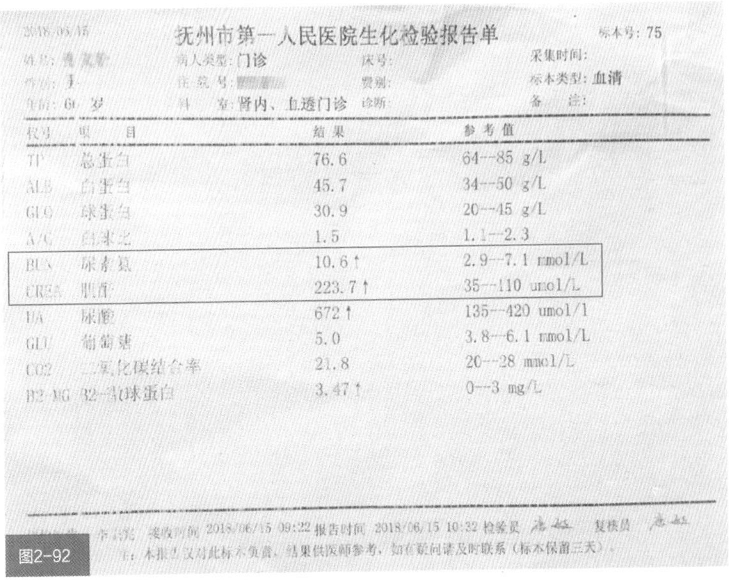

2018/06/15　抚州市第一人民医院生化检验报告单　标本号：75

病人类型：门诊　床号：　采集时间：

性别：男　住院号：　费别：　标本类型：血清

年龄：60 岁　科室：肾内、血透门诊　诊断：　备注：

代号	项目	结果	参考值
TP	总蛋白	76.6	64--85 g/L
ALB	白蛋白	45.7	34--50 g/L
GLO	球蛋白	30.9	20--45 g/L
A/G	白球比	1.5	1.1--2.3
BUN	尿素氮	10.6 ↑	2.9--7.1 mmol/L
CREA	肌酐	223.7 ↑	35--110 umol/L
UA	尿酸	672 ↑	135--420 umol/l
GLU	葡萄糖	5.0	3.8--6.1 mmol/L
CO2	二氧化碳结合率	21.8	20--28 mmol/L
B2-MG	B2-微球蛋白	3.47 ↑	0--3 mg/L

接收时间 2018/06/15 09:22　报告时间 2018/06/15 10:32　检验员　复核员

注：本报告仅对此标本负责，结果供医师参考，如有疑问请及时联系（标本保留三天）。

图2-92

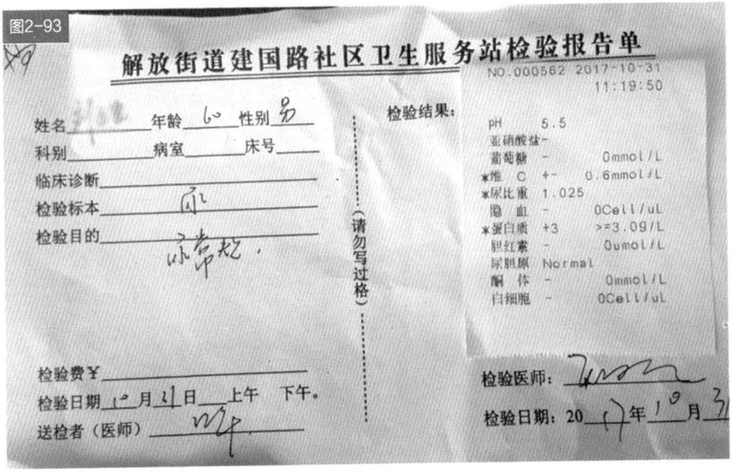

解放街道建国路社区卫生服务站检验报告单

姓名＿＿＿年龄 60 性别 男

科别＿＿＿病室＿＿＿床号＿＿＿

临床诊断＿＿＿

检验标本 尿

检验目的 尿常规

（请勿写过格）

检验结果：

NO.000562 2017-10-31 11:19:50

pH	5.5	
亚硝酸盐	-	
葡萄糖	-	0mmol/L
*维 C	+-	0.6mmol/L
*尿比重	1.025	
隐血	-	0Cell/uL
*蛋白质	+3	>=3.0g/L
胆红素	-	0umol/L
尿胆原	Normal	
酮体	-	0mmol/L
白细胞	-	0Cell/uL

检验费￥＿＿＿

检验日期 10 月 31 日＿上午　下午。

送检者（医师）＿＿＿

检验医师：

检验日期：20 17 年 10 月 31

图2-93

图2-94

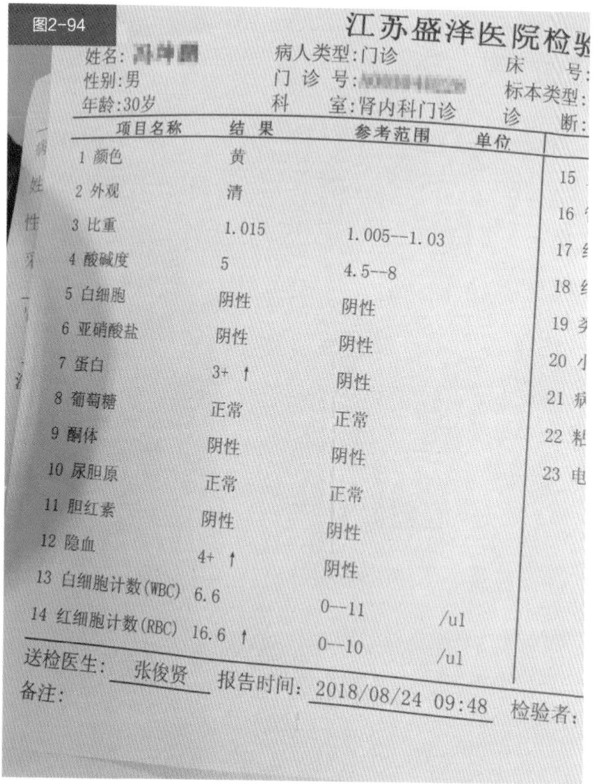

项目名称	结　果	参考范围	单位
1 颜色	黄		
2 外观	清		
3 比重	1.015	1.005--1.03	
4 酸碱度	5	4.5--8	
5 白细胞	阴性	阴性	
6 亚硝酸盐	阴性	阴性	
7 蛋白	3+ ↑	阴性	
8 葡萄糖	正常	正常	
9 酮体	阴性	阴性	
10 尿胆原	正常	正常	
11 胆红素	阴性	阴性	
12 隐血	4+ ↑	阴性	
13 白细胞计数(WBC)	6.6	0--11	/ul
14 红细胞计数(RBC)	16.6 ↑	0--10	/ul

江苏盛洋医院检验

姓名：　　　　病人类型：门诊　　　床　号：
性别：男　　　门诊号：　　　　　标本类型：
年龄：30岁　　科　室：肾内科门诊　诊　断：

送检医生：张俊贤　报告时间：2018/08/24 09:48　检验者：
备注：

5. 第五期：痛风肾病期

此期又称高尿酸血症肾病、尿酸性肾病期，包括急性、慢性和尿酸性结石三类（图2-95）。急性尿酸性肾病多继发于恶性肿瘤手术及术后放化疗、大型手术后，是由于大量尿酸排泄，尿酸盐结晶大量沉积于肾脏所致。病人发病急，突然出现少尿或无尿，伴恶心呕吐，体检发现的病人出现镜下或肉眼血尿，血尿酸、尿素氮和肌酐水平升高。慢性尿酸性肾病则是长期高尿酸血症并伴反复痛风性关节炎发作、尿路结石等，逐渐对肾脏产生损害所致，主要特征是：

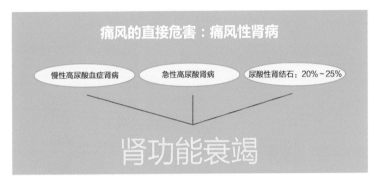

图 2-95　20%～40% 的痛风患者会患上痛风性肾病

（1）**肾功能衰竭**：肾单位减少 70%～90%，肾小球滤过率下降（GFR10～20mL/min），肾功能严重受损，不能维持机体内的代谢、水电解质及酸碱平衡，不能保持机体内环境稳定，以致出现血尿素氮、肌酐显著升高（血肌酐 443～707μmol/L）、酸中毒、水钠潴留、低钙、高磷、高钾等平衡失调表现（图 2-96）。病人可有明显贫血及胃肠道症状，如恶心、呕吐、食欲下降，也可有精神症状，如乏力、注意力不集中、精神不振等。

（2）**致残**：经历过痛风慢性晚期的病人，进一步发展，痛风石增多增大，溃烂更严重，有的肢体甚至出现坏疽，关节畸形严重，骨质严重损伤或骨折，不能行走，相关肢体肌肉萎缩。

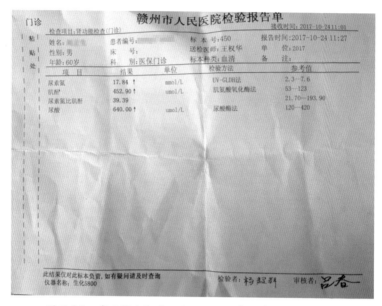

图 2-96　痛风肾病期病人血肌酐、尿素氮等指标严重超标

　　如图 2-97 ～图 2-100 所示，痛风石增多变大、关节畸形严重。

　　如图 2-101 ～图 2-107 所示，痛风石严重溃烂。

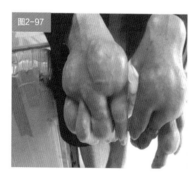

图2-97

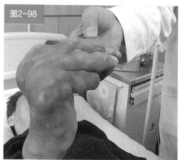

图2-98

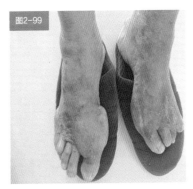

图2-99

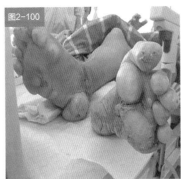

图2-100

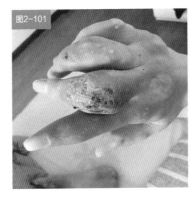

图2-101

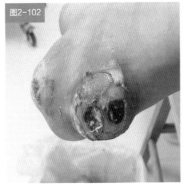

图2-102

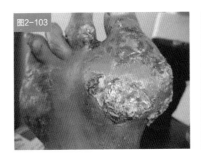

图2-103

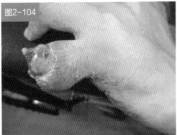

图2-104

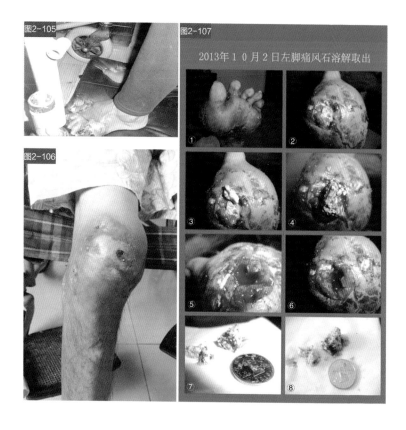

图2-105

图2-106

图2-107

2013年１０月２日左脚痛风石溶解取出

①　②　③　④　⑤　⑥　⑦　⑧

　　如图2-108～图2-111所示，痛风晚期肢体已经出现坏疽。

　　如图2-112、图2-113所示，痛风晚期肢体关节严重变形、致残。

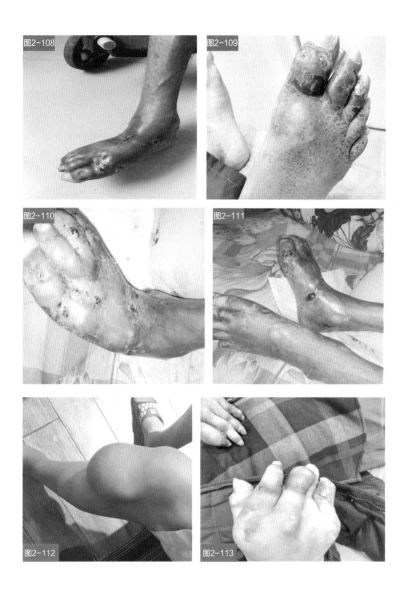

图2-108

图2-109

图2-110

图2-111

图2-112

图2-113

如图 2-114 ~ 图 2-119 所示，65 岁的病人陈某因痛风性肾病合并糖尿病等疾病故去。

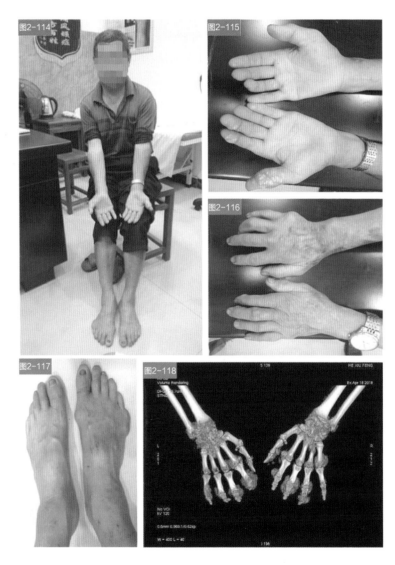

图2-119

抚州赞育堂中医门诊部

如图 2-120 所示，痛风晚期骨质疏松。

如图 2-121 ～图 2-124 所示，痛风病人长期依赖激素止痛，最终导致骨折。

如图 2-125 ～图 2-127 所示，痛风尿毒症期病人肌肉萎缩，不能行动，依靠透析维持生命。

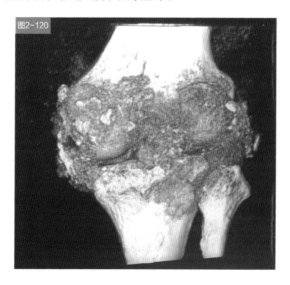

图2-120

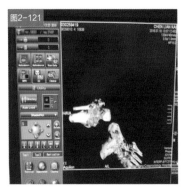

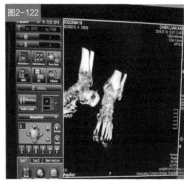

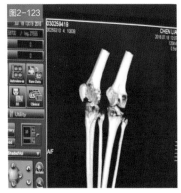

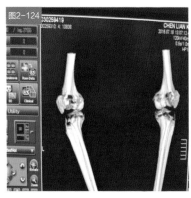

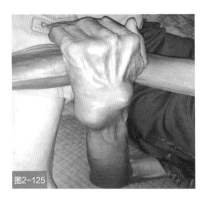

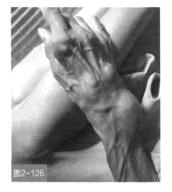

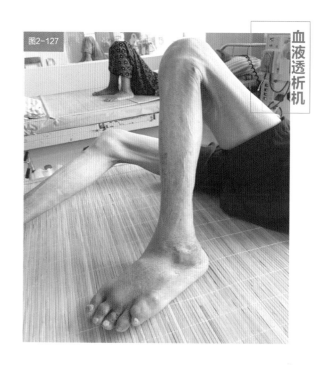

图2-127

血液透析机

6. 典型病案

昆明杨先生，46 岁，身高 171cm，体重 78kg，痛风病史19 年。喜欢喝酒（啤酒、白酒），喜欢吃动物内脏、海鲜、烧烤，长期熬夜，1999 年痛风首次发作，表现为右脚小脚趾红肿痛，尿酸约 600μmol/L。以后经常发作，发作部位越来越多，脚趾关节—踝关节—膝关节—肘关节—手指关节相继出现红肿痛，并逐渐出现痛风石，右脚大踇趾、左肘关节做过痛风石切除手术。2017 年开始，痛风石生长速度加快，数量增加，大小不等，遍及全身，痛风发作频繁，一年发作 6 次以上。多处关节功能障碍，行动不便，生活不能自理。伴有高血压、高血脂、高血糖及双肾多发性结石。

有家族史：舅舅患痛风，儿子体重超标、血尿酸高。

体检：面部表情淡漠，行走困难。全身多发性痛风石（图2-128～图2-146）：双耳郭多个痛风石，四肢皮下、手掌和手指多处有大小不等的痛风石，其中较大的有：左膝关节内侧皮下痛风石6cm×6cm，左肘关节皮下痛风石8.5cm×5cm，右手肘关节痛风石8cm×6cm×2cm凸起，左右臀部皮下分别有鸭蛋大小的痛风石，右眼上眼睑有一痛风石。左肩关节、左肋骨、右锁骨、胸骨剑突均有压痛。

曾服用药物包括秋水仙碱、别嘌醇、非布司他、双氯芬酸钠、激素（地塞米松）和中草药等。

如图2-128、图2-129所示，昆明痛风患者杨先生全身多处痛风石：双耳郭多个痛风石。

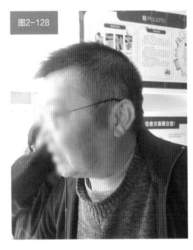

图2-128

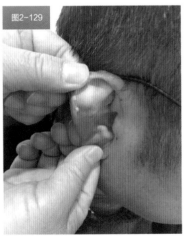

图2-129

如图 2-130、图 2-131 所示，左膝关节内侧皮下痛风石 6cm×6cm。

如图 2-132 ～ 图 2-134 所示，左肘关节皮下痛风石 8.5cm×5cm。

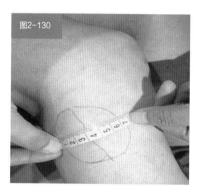

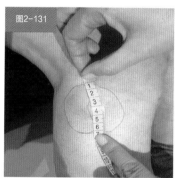

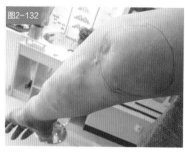

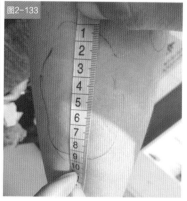

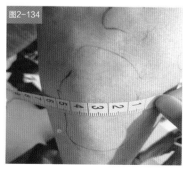

如图 2-135 ～ 图 2-138 所示，右肘关节皮下痛风石 8cm×6cm×2cm（凸出）。

如图 2-139、图 2-140 所示，左右臀部皮下分别有鸭蛋大小的痛风石。

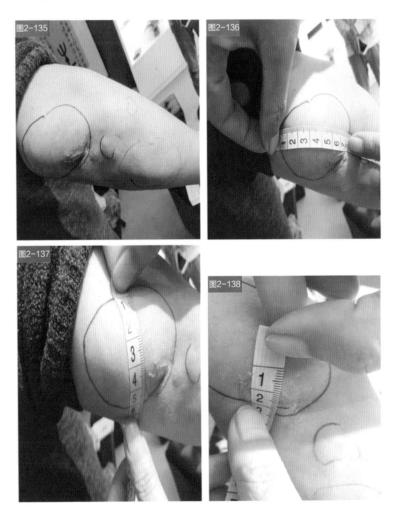

如图 2-141 ～图 2-146 所示，四肢皮下、手掌及手指多处有大小不等的痛风石。

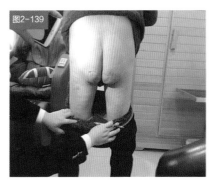

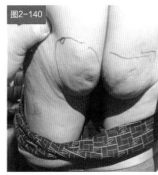

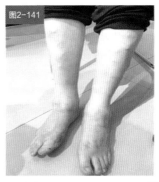

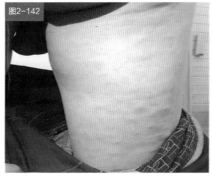

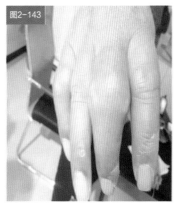

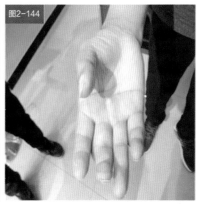

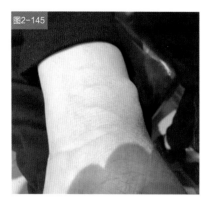

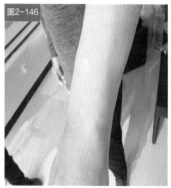

　　双源CT显示双膝关节、双足和双臀等处尿酸盐结晶斑块样沉积（图2-147），彩超检查显示双肾多发性结石（图2-148）。

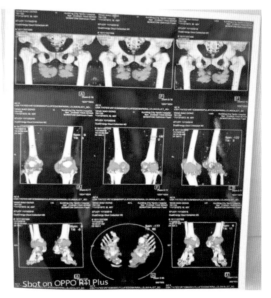

图2-147　双源CT显示臀部、膝关节和双足多处
尿酸盐结晶沉积（绿色斑块）

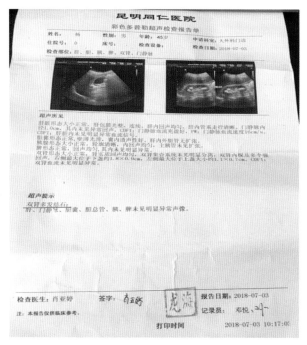

图 2-148 彩超检查显示双肾多发性结石

2018 年 7 月 3 日实验室检查结果：血尿酸 614μmol/L，血尿素、胱抑素 C 升高，视黄醇结合蛋白升高（图 2-149）。2018 年 11 月 13 日检测结果：血尿酸 575μmol/L，总胆固醇、甘油三酯和低密度脂蛋白升高，动脉硬化指数升高，胱抑素 C 升高，血淋巴细胞升高，尿中出现白细胞，尿 pH5.5（图 2-150）。

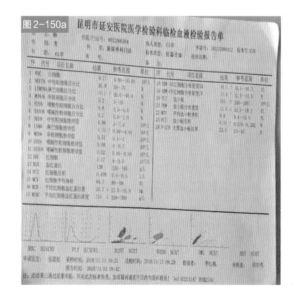

图 2-149　2018 年 7 月 3 日检查发现血尿酸、尿素、胱抑素 C 和视
　　　　黄醇结合蛋白升高

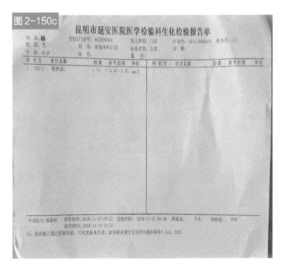

图 2-150b

图 2-150c

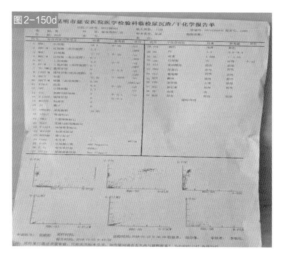

图 2-150　2018 年 11 月 13 日检查发现血尿酸、
　　　　血脂、胱抑素 C 等均升高

第三章

如何诊断高尿酸血症和痛风

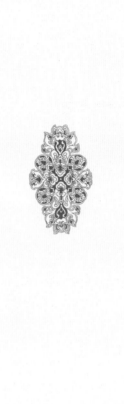

一、高血尿酸血症的诊断

空腹检测血尿酸超过 416μmol/L（绝经前女性超过 357μmol/L）为高尿酸血症。因为血尿酸水平受多种因素的影响，如果检测发现血尿酸升高需要隔 5～6 天复查，复查前叮嘱其正常饮食，检测头天晚上不要剧烈运动和过于疲劳，以免影响检测结果的准确性。

二、痛风的诊断

2016 年，中华医学会风湿病学分会制订的《中国痛风诊疗指南》建议从临床表现、实验室检查、影像学检查三个方面对痛风进行综合诊断。

1. 主要的实验室检查项目

（1）血常规：急性发作期，血白细胞总数升高，通常为（10～20）×10⁹/L，中性粒细胞相应升高（图 3-1、图 3-2）。肾功能下降者，可有轻、中度贫血。血沉增快，通常小于 60mm/h。

（2）血尿酸测定：血尿酸通常作为肾功能检测项目之一。急性发作期大多数病人血尿酸含量升高。男性 >416μmol/L（7mg/dL），女性 >357μmol/L（6mg/dL）具有诊断价值。但也有部分病人呈典型痛风发作而血尿酸含量检测正常，有的病人若已用降尿酸药或肾上腺皮质激素，则血尿酸含量可以不高。

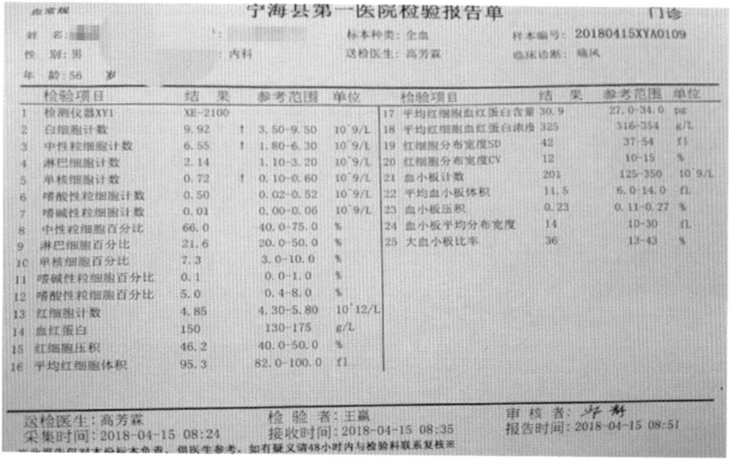

图 3-1　蒋某急性痛风性关节炎发作：白细胞和中性粒细胞升高

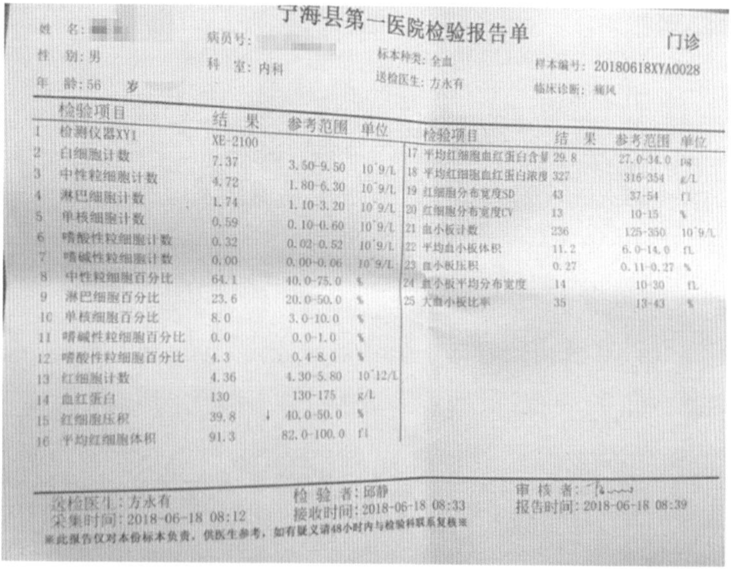

图 3-2　蒋某经过治疗炎症消退后，白细胞和中性粒细胞正常

（3）**尿常规检查**：病程早期一般无改变，累及肾脏者，可有尿量增多或减少、蛋白尿、尿隐血（血尿）、白细胞/脓尿，偶见管型尿；并发肾结石者，可见明显血尿，亦可见酸性尿结石排出。尿液比重正常为 1.015～1.025，当尿比重低于1.015 时，说明肾浓缩功能下降。特别要注意的是，尿酸碱度（pH）正常人在 6.0 左右，当低于 6.0 时，说明尿液偏酸，很容易形成尿酸结石，损害肾脏。

（4）**24 小时尿尿酸测定**：分为常规饮食和低嘌呤饮食 5 天后检测两种情况。留取 24 小时尿液测定尿尿酸。正常值：常规饮食时为 800mg，低嘌呤饮食 5 天后为 600mg。大于正常值为尿酸生产过多型（占少数），小于正常值为尿酸排泄减少型（图 3-3）。

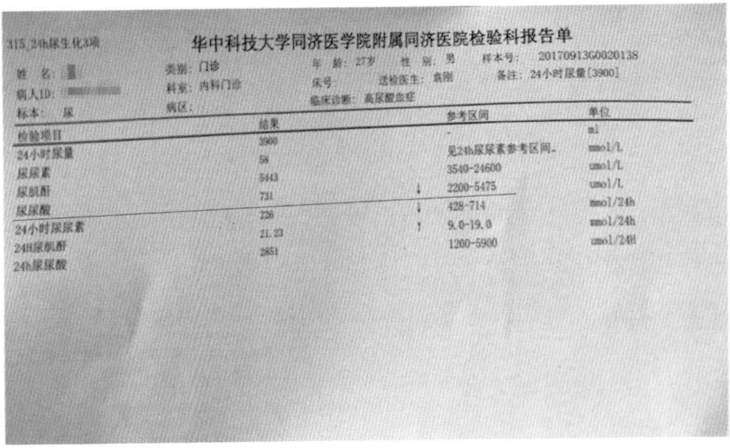

图 3-3 周某 24 小时尿尿酸下降，表明为尿酸排泄减少型

（5）肝肾功能测定

①肝功能测定：谷丙转氨酶（谷丙）、谷草转氨酶（谷草）和 γ‐谷氨酰基转移酶（谷酰）是反映肝功能的重要指标。痛风伴发脂肪肝、酒精肝或长期大量服用痛风治疗化学药物容易导致肝功能异常。

②肾功能测定：血胱抑素 C、肌酐和尿素氮不同程度的升高，表明痛风病人肾脏受到不同程度的损害。其中胱抑素 C 较肌酐、尿素氮指标敏感，如果胱抑素 C 升高而肌酐、尿素氮正常，表示肾损害可能还处于早期阶段。

肌酐能比较准确地反映肾实质损害情况，正常值在 44～133μmol/L 之间（不同的检测方法其正常值会有所不同）。肌酐值升高说明人体肾功能受损：肾功能下降到正常人的 1/3 以下时，肌酐值升高，如果肾功能下降到正常人的 1/2 时，肌酐值明显上升（图 3-4）。

肾小球滤过率（GFR）是衡量肾功能的重要指标，它是指单位时间内两肾生成滤液的量，正常成年人的 GFR 在 125mL/min 左右。肾小球滤过率下降可以反映肾功能减退情况，在慢性肾病的病程中可用于估计功能性肾单位损失的程度及发展情况，用于指导肾脏疾病的诊断和治疗。

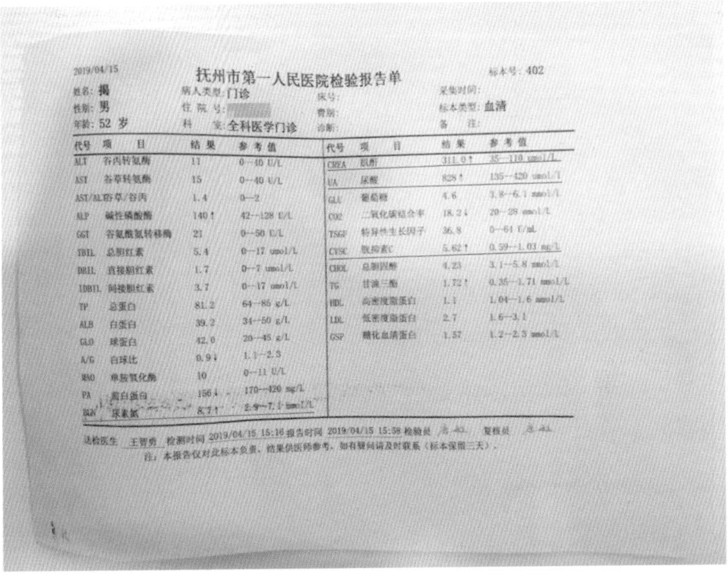

图 3-4　揭某全身多发性痛风石，血尿酸、尿素和肌酐同时升高，肾脏
　　　　受到严重损害

（6）**其他项目检查**：由于痛风病人常同时并发其他代谢
紊乱性疾病，如糖尿病、高脂血症、脂肪肝，以及高血压、动
脉硬化等，所以对每个痛风病人，均有必要做下列项目检查：

①血脂检查：包括血胆固醇、甘油三酯、高密度脂蛋白
（HDL）、低密度脂蛋白（LDL）及极低密度脂蛋白（VLDL）
等，有条件者还可做载脂蛋白测定。

②血糖测定：应做空腹血糖及餐后两小时血糖测定，必
要时进行葡萄糖耐量试验，以早期发现葡萄糖代谢紊乱和隐性
糖尿病。

③心血管及脑血管功能检查：可做心电图、超声心动图、心功能测定、脑血流图等常规检查，必要时行头颅 CT 或冠状动脉造影术，以观察有无冠心病、脑动脉硬化等病变。此外，眼底检查，观察有无眼底视网膜动脉硬化，亦可作为发现动脉硬化的简便方法之一。

（7）**关节滑液及痛风石病理切片显微镜检查**：痛风急性发作期，取关节滑液，或活检痛风石内容物，在偏振光显微镜下找到负性双折光针状尿酸盐结晶者，可直接确诊为痛风。此为痛风诊断的"金标准"。

2. 影像学检查

（1）**X 线检查**：骨关节为痛风患者常见的受累部位。急性发作期 X 线检查可见关节周围软组织肿胀；慢性期可见骨质呈虫噬样、穿凿样或蜂窝状缺损。需要注意的是，X 线可以穿透痛风石，在检查肾脏时要防止漏诊，当然，利用这一特性也可以鉴别是否为尿酸结石。

如图 3-5、图 3-6 所示，肉眼可见双脚大跗趾处有较大痛风石凸起，X 线数字摄影（DR）显示骨关节较为明显的骨质改变、关节间隙、骨性关节面异常和关节肿胀。

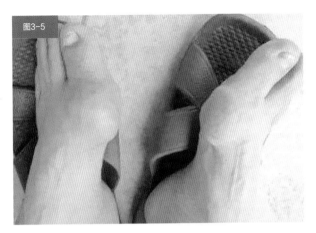

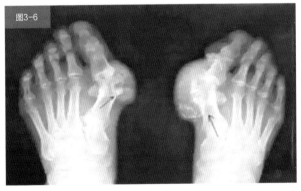

如图 3-7～图 3-10 所示，这两位病人都患有多发性肾结石，但由于 X 线可以穿透尿酸结石，所以 X 线数字摄影（DR）未能检出，但超声检查却可以清晰地显现双肾多发性结石，可以初步判定为肾尿酸性结石。

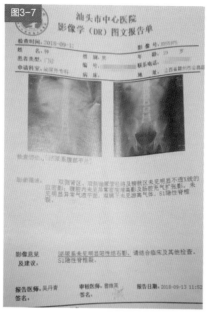

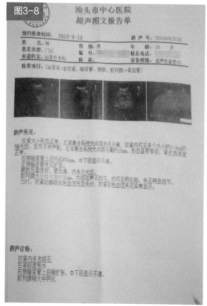

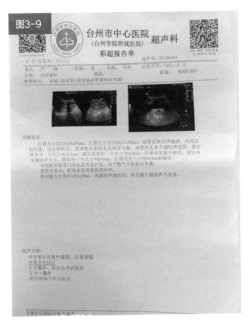

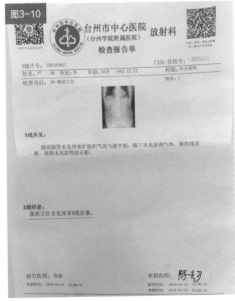

（2）**关节超声检查**：超声在痛风患者中能较敏感地发现尿酸盐沉积征象，可作为影像学筛查手段之一，尤其是超声检查关节肿胀患者有关节软骨双轨征（尿酸盐结晶沉积在关节软骨近关节腔表面，表现为与软骨表面平行的高回声线，图3-11）和尿酸盐结晶堆积在关节腔积液内形成的"暴雪征"（尿酸盐结晶沉积在关节腔内，表现为相应位置的不均质细小点状强回声点，类似云雾状或呈暴风雪样改变，图3-12）图像时，可有效辅助诊断痛风。

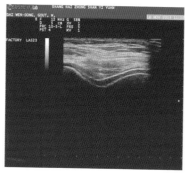

图3-11　彩超显示明显的痛风石"双轨征"　　图3-12　超声检查的尿酸盐结晶堆积呈"暴雪征"

由于设备和人员投入相对较少，操作方便，超声检查可以作为基层医疗机构影像辅助诊断痛风的首选方法（图3-13）。

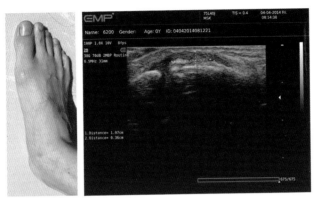

图 3-13　超声检查能精确检测出痛风石的大小

（3）CT 扫描与 MRI：痛风急性发作时，根据患者的临床表现、影像学和实验室检查基本上可以做到准确诊断，故常规 CT 扫描主要应用于评价痛风慢性期骨质破坏程度和痛风石的鉴别。

MRI 检查因为无辐射，敏感性较高，能发现早期痛风，可应用于筛查无症状期痛风患者和评价滑膜病变及痛风并发症。

2016 年《中国痛风诊疗指南》中推荐意见 3 指出：对血尿酸正常的痛风疑似患者，在医院有相关设备和条件的情况下，可考虑使用双源 CT 进行辅助诊断。

双源 CT 成像是利用相互垂直的 2 个球管发出的两种不同能量（140kV 和 80kV）的 X 射线进行同步螺旋扫描，双能量后处理软件可以将人体骨质、软组织和尿酸盐（大于 2mm 时）以不同颜色标记出来，从而易于识别尿酸盐结晶。此法成为临床上唯一可应用于活体上检测关节腔内、肌腱、滑膜囊上的尿酸盐结晶并可显示尿酸盐结晶分布范围的检查方法（图3-14）。

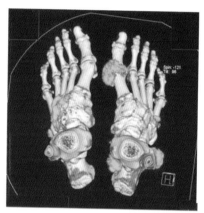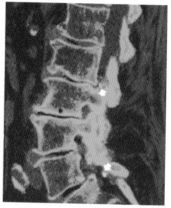

图 3-14　双源 CT 图像中白色所示为骨质结构，绿色所示为尿酸盐结晶，紫色区域为钙盐沉积，当机体内有异物存在时，体内会发生一系列的反应，吞噬细胞和异物，发生纤维化，久而久之发生钙化等，即钙盐沉积的地方意味着曾经有过炎症发生

　　双源 CT 能直观地将治疗前后尿酸盐的位置和大小传达给医师与患者，方便临床上医师与患者的沟通，在医院有相关设备和条件许可的情况下，可考虑使用双源 CT 作为影像学辅助诊断痛风的方法之一，也可以在治疗前后对比以判断临床治疗的效果。

　　如图 3-15 ～图 3-19 所示，肉眼可见该病人第一跖趾关节和外踝关节痛风石凸出，双源 CT 清晰显示斑块状尿酸盐结晶沉积。

如图 3-20、图 3-21 所示，双源 CT 显示，右脚踝关节内外侧第一跖趾关节有斑点状尿酸盐沉积，左脚跟腱内点状尿酸盐沉积。

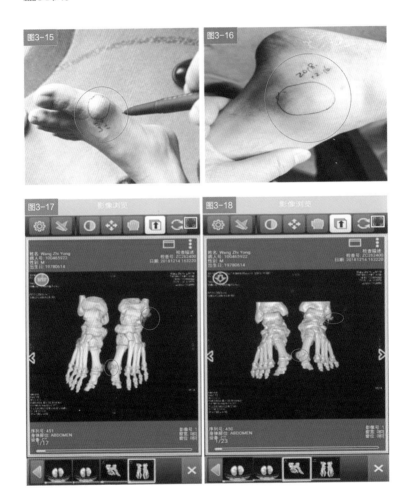

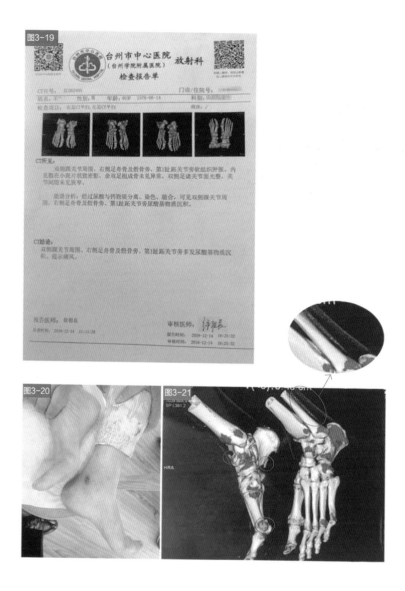

由于双源 CT 敏感性高，在临床应用中要注意识别可能存在的伪影（包括指 / 趾甲伪影、皮肤伪影、亚毫米伪影、运动伪影及血管钙化伪影等），避免假阳性的出现（有统计显示双源 CT 诊断痛风关节炎的假阳性率为 16.7%）。

（4）关节镜下尿酸盐结晶图：通过关节镜，可以清楚地观察痛风患者关节腔内尿酸结晶情况。图 3-22 ～图 3-27 显示痛风史 10 年，右膝关节急性痛风性关节炎病人关节镜下变化实况：关节镜下可见关节滑膜表面、软骨上及血管周围沉积了大量白色发亮的尿酸盐晶体，证明尿酸盐晶体在关节腔内及关节滑膜表面的沉积是导致痛风性关节炎发作的主要原因，而清除这些尿酸盐晶体是预防和治疗痛风的关键所在。

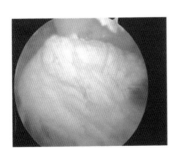 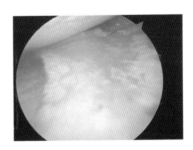

图 3-22 关节镜下：右膝关节髁间窝部痛风石，影响关节伸直

图 3-23 关节镜下：右膝关节内侧间室可见半月板及胫骨平台、股骨髁表面痛风石

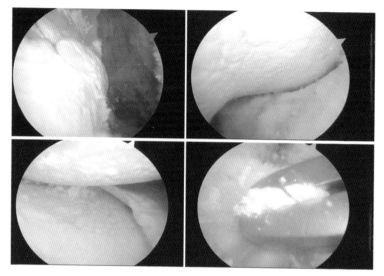

图 3-24　股骨滑车的痛风石（坚硬）

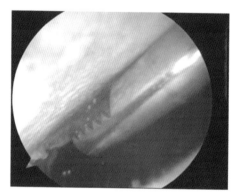

图 3-25　髌骨下表面的痛风石

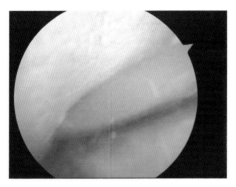

图 3-26 关节镜下运用刨削刀、刮匙、骨
膜剥离器对关节表面的痛风石行
清理术

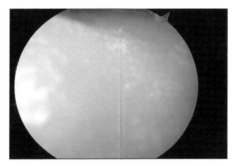

图 3-27 清理后的股骨滑车（可见尿酸盐
结晶基本被清除）

3. 痛风的诊断标准

国内外有关痛风的诊断（分类）标准较多，2016 年中华医学会风湿免疫病学分会《中国痛风诊疗指南》建议使用 2015 年美国风湿病学会（ACR）和欧洲抗风湿病联盟（EULAR）制定颁布的新标准，此标准包含 3 个项目，8 个条目，共计 23 分，满足其中 8 分即可诊断为痛风（表 3-1）。

表 3-1　2015 年 ACR/EULAR 颁布的痛风诊断分类标准

步骤	内容
步骤 1：适用标准（仅符合适用标准者才进入下列步骤）	曾经至少一次发作时出现外周关节或滑液囊肿胀、疼痛或压痛
步骤 2：确诊标准（如果符合，直接诊断痛风，无需进行步骤 3）	有症状的关节或关节囊中检查出尿酸盐结晶，或存在痛风石者
步骤 3：分类标准（如果不符合确诊标准，适用下述分类标准）	

临床特点	评分
症状性发作时，曾经累急关节或滑膜囊	
踝关节或足中部（单关节或踝关节的一部分发作而没有累及第一跖趾关节）	1 分
第一跖趾关节受累（单关节或踝关节发作的一部分）	2 分
A. 受累关节红肿（患者报告或医生观察到） B. 受累关节不能忍受触摸或按压 C. 受累关节导致行走困难或活动功能障碍	
符合上述 1 项特点	1 分
符合上述 2 项特点	2 分
符合上述 3 项特点	3 分
关节痛发作时间特点（符合下列 3 条中 2 条，且也抗炎治疗无效，称为一次典型发作）： A. 疼痛达峰时间 <24 小时 B. 关节痛 14 天内消失 C. 2 次发作的间歇期，症状完全消退（基线水平）	
曾有 1 次典型发作	1 分
曾有 2 次及以上典型发作	2 分

续表

临床特点		评分
痛风石的临床证据：皮下结节呈"粉笔灰"样或有浆液，常伴血管包绕，而且位置典型：关节、耳郭、鹰嘴囊、指腹、肌腱（如跟腱）		
无痛风石		0分
有痛风石		4分
血清尿酸（尿酸酶法检测）：在患者未进行降尿酸治疗时和复发后4周后检测；若条件允许，在这些条件下复测，取最高值积分		
< 4mg/dL（< 240μmol/L）		−4分
4 ～ 6mg/dL（240 ～ 360μmol/L）		0分
6 ～ 8mg/dL（360 ～ 480μmol/L）		2分
8 ～ 10mg/dL（480 ～ 600μmol/L）		3分
≥ 10mg/dL（≥ 600μmol/L）		4分
关节液分析：由有经验的医生对有症状关节或滑囊进行穿刺及偏振光显微镜镜检		
未检查		0分
尿酸钠晶体阴性		2分
影像学特征		
（曾）有症状的关节或滑囊处尿酸钠晶体的影像学证据：关节超声"双轨征"，或双源CT的尿酸钠晶体沉积	有	4分
	无	0分
痛风相关关节破坏的影像学证据：手/足X线存在至少1处骨侵蚀（皮质破坏，边缘硬化或边缘突出）	有	4分
	无	0分

三、痛风的中医诊断

我国中医药行业标准《中医内科病证诊断疗效标准》（ZY/T001.1–94）规定了对痛风的诊断标准：

1. 痛风的诊断依据

痛风系由湿浊瘀阻，留滞关节经络，气血不畅所致，以趾、指等关节红肿疼痛或伴发热等为主要临床表现。诊断依据：

（1）多以单个趾/指关节，猝然红肿疼痛，逐渐痛剧如虎咬，昼轻夜甚，反复发作。可伴发热、头痛等症。

（2）多见于中老年男子，可有痛风家族史。常因劳累、暴饮暴食、吃高嘌呤食物、饮酒及外感风寒等诱发。

（3）初起可单关节发病，以第一跖趾关节为多见。继则足踝、足跟、手指和其他小关节，出现红肿热痛，甚则关节腔可有渗液。反复发作后，可伴有关节周围及耳郭、耳轮及趾、指骨间出现"块瘰"（痛风石）。

（4）血尿酸、尿尿酸增高。发作期白细胞总数可增高。

（5）必要时做肾B超探测、尿常规、肾功能等检查，以了解痛风后肾脏病变情况。X线摄片检查：可示软骨缘邻近关节的骨质有不整齐的穿凿样圆形缺损。

2. 证候分类

（1）**湿热蕴结**：下肢小关节猝然红肿热痛、拒按，触之局部灼热，得凉则舒。伴发热口渴，心烦不安，小便黄。舌红，苔黄腻（图3-28），脉滑数。

（2）**瘀热阻滞**：关节红肿刺痛，局部肿胀变形，屈伸不利，肌肤色紫暗，按之稍硬，病灶周围或有块瘰硬结，肌肤干燥，皮色暗黧。舌质紫暗或有瘀斑，苔薄黄或黄腻（图

3-29），脉细涩或沉弦。

（3）**痰浊阻滞**：关节肿胀，甚则关节周围漫肿，局部酸麻疼痛，或见块瘰硬结不红。伴有目眩，面浮足肿，胸脘痞闷。舌胖质暗，苔白腻，脉缓或弦滑。

（4）**肝肾阴虚**：病久屡发，关节痛如被杖，局部关节变形，昼轻夜重，肌肤麻木不仁，步履艰难，筋脉拘急，屈伸不利，头晕耳鸣，颧红口干。舌红少苔，脉弦细或细数。

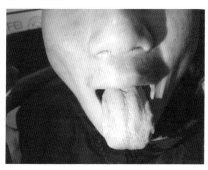

图 3-28　痛风舌（舌红，苔黄腻，有　　图 3-29　痛风舌（舌质紫暗，
　　　　　齿印）　　　　　　　　　　　　　　　　苔黄腻）

四、痛风的误诊

痛风较易误诊，主要原因有二：一是诊断者对于痛风缺乏认识；二是痛风的表现不够典型。

1.痛风被误诊为其他疾病

急性期痛风性关节炎以被误诊为风湿性关节炎最多，发作间期以被误诊为类风湿关节炎常见（表 3-2）。此外，临床也常将痛风误诊为丹毒、蜂窝织炎、化脓性关节炎、创伤性关节炎等。

对于痛风合并的尿酸性尿路结石，由于结石症可以为痛风的首发症状，故易误诊为单纯尿路结石。痛风结节破溃流出白垩样物，则易误诊为骨髓炎或结核性脓肿。

表 3-2　痛风性关节炎、风湿性关节炎及类风湿关节炎的不同之处

类型	痛风性关节炎	风湿性关节炎	类风湿关节炎
性别	男性为主	男女均可发病	与气候有关，阴雨天气多发
发病诱因	与高嘌呤饮食（酒、肉、海鲜、内脏、火锅）、突然受凉、疲劳、剧烈运动有关	与感染有关，寒湿天气可诱发	感染、吸烟、疲劳、紧张
病因	血尿酸升高	自身免疫性疾病	自身免疫性疾病
临床表现	半夜突发的单关节（小关节为主，多为大蹬趾关节）红肿热痛，中后期出现痛风石	全身关节（大关节为主）和肌肉游走性红肿热痛，伴关节僵硬、环形红斑、风湿结节、舞蹈症	多个关节（尤其是近端指间关节、掌指关节）肿痛，少红、热，有晨僵现象
化验检查	血尿酸升高，关节液中可发现尿酸盐结晶	抗"O"升高	类风湿因子阳性
影像检查	X线检查示骨质穿凿样透亮缺损，双源CT检查可见尿酸盐结晶	双源CT检查无尿酸盐结晶	骨萎缩、均等性关节间隙变宽，双源CT检查无尿酸盐结晶
治疗	秋水仙碱治疗止痛有特效，抗生素无效	阿司匹林、抗生素有效，秋水仙碱无效	秋水仙碱治疗无效

2. 易误诊为痛风的疾病

在痛风多发地区，常将一些有关节炎表现的其他疾病如

老年人骨质增生症或骨质疏松症引起的关节痛误诊为痛风。

另外还有一种假性痛风易误诊为痛风。假性痛风指的是焦磷酸钙双水化物结晶沉着于关节软骨所致的疾病。它是在1961年研究痛风的关节液时发现的，故称为假性痛风。它又可称焦磷酸钙双水化物沉积症或软骨钙化症，是由焦磷酸钙双水化物结晶诱发的滑膜炎。男女发病率相似，老年人发病率高。常继发于其他代谢疾病，如甲状旁腺功能亢进症、糖尿病等。

此病急性发作时突然起病，关节呈红、肿、热、痛的表现，关节腔内常有积液。最常发生于膝关节及其他常见的髋、踝、肩、肘、腕等大关节，偶尔累及指、趾关节，常为单个关节急性发作。关节滑液中可发现焦磷酸钙双水化物结晶。X线片上可见关节软骨呈点状和线状钙化斑。

假性痛风的临床表现与痛风相似（表3-3），但较轻，四肢小关节较少受累，也很少像痛风那样侵犯大踇趾。

表3-3　痛风性关节炎与假性痛风的区别

类型	痛风性关节炎	假性痛风
致病因子	尿酸盐结晶	焦磷酸钙结晶
年龄与性别	各种年龄，男性为主	老年人，女性多见
疼痛部位	脚趾、手指等小关节疼痛为主	膝、肩、髋等大关节肿胀为主
血液检查	血尿酸升高	血尿酸正常
关节滑液检查	针状尿酸盐结晶	雪片状焦磷酸钙结晶

类型	痛风性关节炎	假性痛风
X线检查	穿凿样透亮缺损	关节软骨线状或点状钙化
秋水仙碱治疗	有特效	效果一般或无效
伴发疾病	高血压、高血脂、肾结石等	甲状腺功能亢进、糖尿病、血色素沉积病等

第四章

高尿酸血症和痛风的治疗

痛风是一组非常复杂的疾病，不是单一产品或某一种方法就能够彻底治愈的，需要全面的、综合的治疗和康复体系，尤其是机体自我修复能力的恢复最为重要，而且，患者的健康教育和管理更是控制痛风病情发展的主要因素。

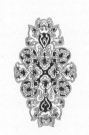

一、痛风可以治愈，但需要坚持六项治疗原则

1. 个体化治疗（辨证论治）

矛盾论告诉我们，矛盾存在着普遍性和特殊性。虽然都是高尿酸血症和痛风，但每个病人的体质和其每一个阶段的病情都有所不同，甚至由于不同的心态和经济条件，每个病人的治法都不尽相同。这需要具体情况具体分析，即中医的辨证论治，针对每个病人制订其治疗方案，并在治疗过程中，根据病人的病情不断进行调整和完善治疗方案。

2. 中西医并重

中西医是两个不同的理论和医疗实践体系，中医偏重从宏观、整体的角度辨证论治，西医则偏重从微观、分子水平去探索疾病，我们不应该偏颇，而应古为今用、洋为中用，有机地将二者进行结合，走中西医并重综合治疗高尿酸血症和痛风的道路：西医辨病、中医辨证、中西医互补，既发挥化学药物分子水平、准确有效的特点，又发挥中医药宏观、整体调理，修复机体机能的持久效力，以及中医外治法如针灸、熏蒸、中药外敷等简单易行的特点，以中医之长弥补化学药物的缺陷，避免长期大量服用化学药品，减少毒副作用。

3. 标本兼治

痛风是渐进性恶化的慢性病，不同的阶段，病人的主要临床表现不同，在治疗中，需要透过现象看本质，抓住每个阶段的主要矛盾，立足全局，综合判断和分析，按照"急则治其

标，缓则治其本"的基本原则，在安全的前提下进行标本兼治，而不能片面看问题，头痛医头，顾头不顾腚。

（1）**无症状高尿酸血症期**：主要通过饮食和运动指导，结合中医中药，健脾补肾，降低血尿酸。在经过这些方法 3 个月后，血尿酸还是超过 420μmol/L 时再给予化学降酸药物治疗。

（2）**痛风急性发作期**：抓住疼痛这个主要矛盾，先解除病人的痛苦，使病人尽快恢复正常的生活和工作。

（3）**痛风间歇期和慢性早期**：此期除了降低血尿酸外（此期血尿酸水平控制在 360μmol/L 以内为宜），更重要的是考虑修复肾功能和溶解尿酸盐结晶。

（4）**痛风慢性中期**：以溶解去除痛风石（此期血尿酸水平控制在 300μmol/L 以下可以促进痛风石溶解）、修复骨质损伤为主，同时修复肾功能。

（5）**痛风慢性晚期**：以治疗肾功能不全、修复关节功能障碍为主，同时要防止痛风石溃烂处感染。

（6）**痛风肾病期**：以治疗肾病、防止尿毒症和肾衰竭为主。

4. 同时治疗痛风伴发病

事物是普遍联系和变化发展的。高血尿酸也不是孤立存在的，尿酸代谢紊乱往往伴随血糖、血脂代谢紊乱，痛风病人通常超重，血压、血脂和 / 或血糖升高，并伴有脂肪肝等多种疾病。

上述疾病之间或许存在互为因果的关系。临床发现，痛风病人体重每增加30%～50%，血尿酸也可以相应增加0.8～1.0mg/dL（47.6～59.5μmol/L），体重减轻，血尿酸也常随之下降。因此，在痛风的治疗过程中，同时积极治疗其他相关疾病，可以起到事半功倍的作用。

5. 三分治疗七分调养

中医历来重视疾病的"调养"。高尿酸血症和痛风病人大多脾气虚，肾气亏，以致运化、脏腑气化功能失常。因此，需要重视调整和提高病人整体生理机能，坚持"三分治七分调"相结合的原则，对机体功能进行全面调理。

6. 痛风可以治愈，但抗击痛风是"持久战"

毛泽东的《论持久战》在抗日战争最艰苦的时候，指引中国人民抗战的方向，最终取得了抗日战争的最后胜利。今天，抗击痛风等慢性病也是一场持久战！痛风（包括高尿酸血症）是近年来才在我国迅速发展的疾病，多数患者以及少数医务人员对痛风的发生和发展规律认识不清，存在着痛风的"速愈论"和"不治论"两种截然不同的思想，耽误了痛风的正确治疗，使病情进一步发展恶化。

"速愈论"盲目乐观，把痛风的治疗简单地归纳为镇痛和降酸，认为只要不痛、尿酸下降就行，因而病人出现"痛治，不痛不治"，痛风一发作，尿酸一升高，就服用止痛药或降酸药，等疼痛一缓解，尿酸一下降，药物就停掉，喝酒、吃肉、熬夜照旧，由于大量服用止痛药、降酸药，导致肝肾功能损害、骨质疏松等毒副作用，按下葫芦浮起瓢。

笔者诊治过一个年仅32岁的广州患者，由于遗传、熬夜、常喝冷饮等导致痛风，痛风急性发作时，常常是同时服用激素与秋水仙碱、依托考昔来止痛，开始止痛效果非常好，但几年下来，止痛效果越来越差，全身还长满了大小不一的痛风石。

"不治论"则悲观失望，多见于经过治疗但效果不明显的病人，他们一方面不能控制好自己的不良生活和工作习惯，另一方面又通过痛风病友、网络甚至医生等各种途径，尝试各种国内外药物、保健品、偏方等，但由于没有坚持进行规范的治疗，甚至是不对症的错误治疗方法，其结果是不但没有得到有效的治疗效果，还浪费了大量钱财，由此灰心丧气，认为痛风是不死的癌症，无法治疗而悲观放弃。

事实上，通过规范的治疗并加强对痛风患者的教育和管理，痛风是可以减少复发、不复发甚至可以治愈的，只不过痛风的治疗和康复是一场持久战，有的甚至是终身的！这是因为：

（1）痛风是一组代谢性紊乱和自身免疫性炎症反应交织在一起的疾病，而且很多病人还伴发高血脂症、高血压、糖尿病、动脉硬化和冠心病等疾病，给治疗带来非常大的困难。

（2）痛风是遗传因素和生活因素并重的疾病。有的病人先天性体内尿酸合成酶增多或者尿酸分解酶减少，有的病人可能先天肾排泄尿酸功能下降，导致体内尿酸增多。当熬夜、大量喝酒、吃肉（内脏、海鲜）时，诱发痛风急性发作。许多痛风病人自控力差，很难改变不良生活和工作习惯，也难以静心接受较长时间的治疗和调理，常常导致治疗半途而废，病情恶化。

（3）痛风的发生发展不以人的意志为转移。从量变到质变，痛风有其自身发展规律，如果不能及时正确的控制，它往往不以人的意志为转移地渐进性恶化，我们只有充分认识到痛风发展导致的严重后果，才能发挥主观能动性，积极治疗，尽可能将痛风对人体的损害降低到最小。

因此，对高尿酸血症和痛风病人必须加强健康教育，引导他们充分了解痛风的因果关系和发生发展规律，坚定健康至上的原则，树立治疗必胜的信心，同时认识到治疗过程中的曲折性，做好长期与痛风斗争的思想准备，并切实落实到行动中。

如图 4-1、图 4-2 所示，2017 年中国医师协会风湿免疫科医师分会年会上，许多专家指出，只要加强患者的健康教育和管理，坚持规范的治疗，痛风是可以治愈的慢性病。

图4-1　痛风患者如得到适当指导，是可以达到治愈的

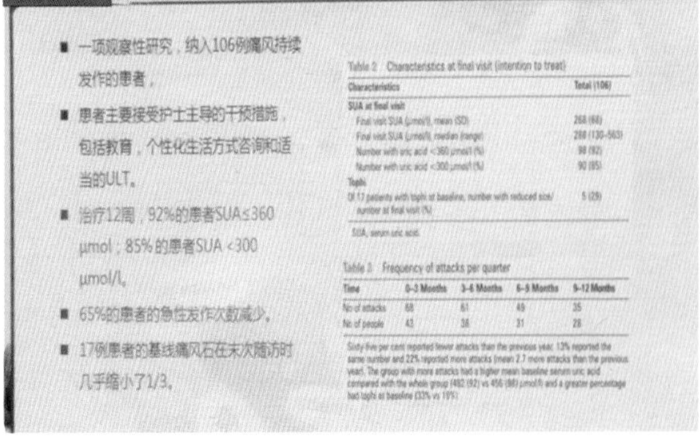

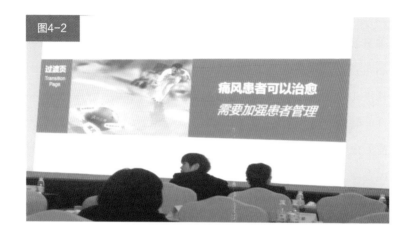

图4-2

二、高尿酸血症和痛风治疗的化学药物

化学药物俗称西药，临床应用到痛风治疗的化学药物主要包括降低血尿酸、镇痛和体液碱化液三大类，不同类型的痛风和痛风不同的阶段，使用的药物有所不同（图4-3）：

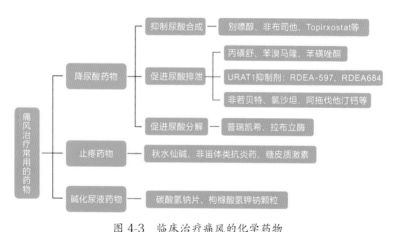

图 4-3 临床治疗痛风的化学药物

1. 降低血尿酸的药物（附降尿酸原理——"水池模型三"）

通过抑制尿酸合成，减少尿酸来源，以及促进尿酸排泄，达到降低血尿酸的功效。代表药物主要有非布司他、别嘌醇和苯溴马隆。

体内尿酸水平的激烈波动，会诱发痛风的急性发作，因此，降尿酸药物使用时应该注意：痛风急性发作时不能临时服用；急性发作前已经服用降酸药的不能停；服用降酸药物时，用药量要从小剂量开始逐步增加。

（1）**促进尿酸排泄药物**：主要药物有苯溴马隆、丙磺舒等。它们通过抑制近端肾小管对尿酸的重吸收而促进尿酸的排泄。适用于尿酸排泄减少的痛风患者，也可用于肌酐轻度升高的早期肾功能不全的痛风患者。

（2）**抑制尿酸合成药物**：主要药物有别嘌醇、非布司他等。通过抑制尿酸合成酶，可迅速降低血尿酸浓度，减少痛风石的形成。若合用促进尿酸排泄的药物，可加快血尿酸水平的下降，并动员沉积在组织中的尿酸盐，可以溶解已经形成的痛风石，适用于自身尿酸生成过多的原发或继发痛风患者。

（3）**化学药物降尿酸原理**："水池模型三"（图4-4）。

如图4-4所示，当内源性或外源性尿酸来源增加，或肾排泄尿酸下降（也可能三种因素同时存在），血尿酸水平升高，持续超过420μmol/L，尿酸盐结晶沉积并诱发痛风、痛风石生成、肾功能损害等严重后果。针对高尿酸发生机理，目前临床常用的降尿酸化学药物主要有两大类：抑制尿酸合成的别嘌醇、非布司他和促进肾排泄尿酸的苯溴马隆，它们单用或合用，能较好地降低血尿酸水平。但需要注意的是，长期大量服用这些药物，会产生或加重肝肾损伤，表现为肝功能异常、尿路结石、血尿、蛋白尿，严重的还会出现血肌酐、尿素氮升高等毒副作用。

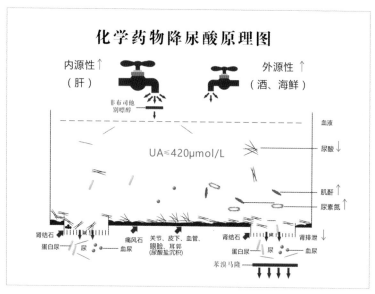

图 4-4　化学药物降尿酸原理示意图（水池模型三）

（4）**警惕药物毒副作用**：化学药物应用在痛风治疗中，有点像我们小时候玩的跷跷板游戏（图 4-5），一边低了另一边就高。化学药物降低尿酸功能是确切的，但是长期大量服用，它们对人体的毒副作用比较大。

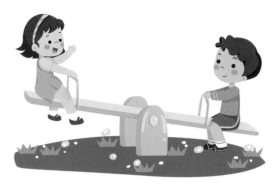

图 4-5　跷跷板游戏

别嘌醇和苯溴马隆对肝、肾有一定的损害，别嘌醇还容易导致药物性剥脱性皮炎甚至因此而致死。苯溴马隆属于强力促尿酸排泄药，尿中尿酸盐结晶大量增加易引起尿酸性肾病和尿酸盐肾结石，并且还可能有短时间的阳痿等毒副作用，中重度肾功能损害者（肾小球滤过率低于 20mL/min）及患有肾结石的患者、孕妇、有可能怀孕妇女以及哺乳期妇女禁用。治疗期间需大量饮水以增加尿量（治疗初期饮水量不得少于 1.5～2L）。

非布司他除了肝损害较大外，还可能诱发中风等心脑血管疾病。

另外，降酸药物停药后有些病人容易反弹，血尿酸又升高，所以这些病人可能需要终生服药。

2. 止痛药物

止痛药物主要通过减少组织炎症反应达到止痛效果。代表药物有秋水仙碱、非甾体类抗炎药（NSAID）和肾上腺糖皮质激素，但均有一定的毒副作用（图4-6）。

（1）秋水仙碱：主要通过抑制组织内沉积的尿酸盐结晶诱发的炎性反应来减轻痛风急性发作时的软组织红肿、热痛及全身反应（但对血尿酸水平多无影响），可在短短数小时内缓解症状。但其毒副作用非常大，主要表现为胃肠道反应如呕吐、腹泻和腹痛，有的病人出现口渴和喉咙有烧灼感，发热，严重的甚至出现肾衰竭、呼吸衰竭并引起死亡。长期使用还会严重损害肝肾功能。

（2）非甾体类抗炎药（NSAID）：这些止痛药有解热、镇痛及抗炎作用，但不同的病人效果各异。常用的有依托考昔、吲哚美辛（消炎痛）、双氯芬酸钠（扶他林、英太青）、布洛芬（芬必得）、美洛昔康（莫比可）。主要副作用是胃肠道反应，包括腹痛、恶心、呕吐，严重者可引起胃、十二指肠溃疡甚至并发消化道出血，因此，应尽可能选择肠溶制剂、缓释制剂、控释制剂和软膏制剂外用，以减少直接和间接的胃肠刺激。如果原有胃肠道疾病，应同时加用胃黏膜保护剂，如奥美拉唑、雷尼替丁或米索前列醇等。

（3）肾上腺糖皮质激素：在急性痛风关节炎发作症状特别严重时，或秋水仙碱、非甾体类抗炎药（NSAID）无效者，可用中小剂量泼尼松、地塞米松和强的松，以减轻组织的炎性反应。但激素副作用比较大，长期大量使用会降低免疫力，引起肥胖、骨质疏松症、糖尿病、高血压等并发症等，只适合作为短期使用的辅助药物。

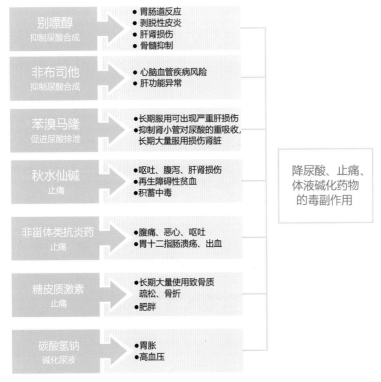

图 4-6 治疗痛风药物的毒副作用

3. 体液碱化剂

定期监测痛风病人尿液的酸碱度，尿偏酸性（pH<6.0）时，可酌情给予碳酸氢钠或枸橼酸合剂以碱化尿液，使尿液的 pH 调节在 6.0～6.6 之间，此时尿液中的尿酸绝大多数处于游离状态，易于随尿排出体外。但是，碳酸氢钠含钠离子，可引起水钠储留，长期大量使用容易导致血压升高、水肿和碱中毒，另外，由于碳酸氢钠中和胃酸，可能出现胃胀、胃不适等

副作用。

病人可以家备酸碱度（pH）试纸（图4-7），定期测试尿pH值，尿液pH小于6.0时开始服用碳酸氢钠，当尿pH达到6.0～6.5后立即停服碳酸氢钠，以减少副作用。

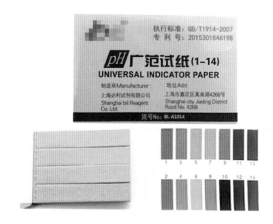

图4-7　痛风病人家备pH测试试纸以监测尿酸碱度

三、痛风的手术治疗

在药物治疗疗效不佳，局部病情加重的情况下，施行手术治疗可以尽早终止痛风带来的进一步损害。比如对于严重痛风关节炎所致的关节积液，可以采取关节腔内抽取积液，注射激素等药物的方法治疗（图4-8）；关节腔内行关节镜手术，可以直接清除关节内的痛风石，修整退变的组织，并对残留的软骨与骨缺损进行相应的治疗；对于皮下较大的痛风石则可以采取手术切除治疗。

　　痛风石切除术后有可能诱发痛风急性发作，这可能是手术前患者血尿酸水平很高，手术导致大量细胞破坏裂解，同时可能有部分尿酸盐结晶溶解，共同导致大量的尿酸进入血液，使血尿酸进一步升高而诱发痛风急性发作。因此手术前必须降尿酸治疗一周左右，使血尿酸控制在 300μmol/L 甚至更低。

　　手术治疗属于治标不治本，如果手术后不能持续降低血尿酸，通常远期效果不好，容易复发，再生新的痛风石。

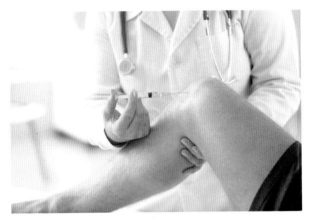

图 4-8　关节腔注射药物

　　图 4-9 ～图 4-14 显示了双脚大踇趾处痛风石手术切除过程。

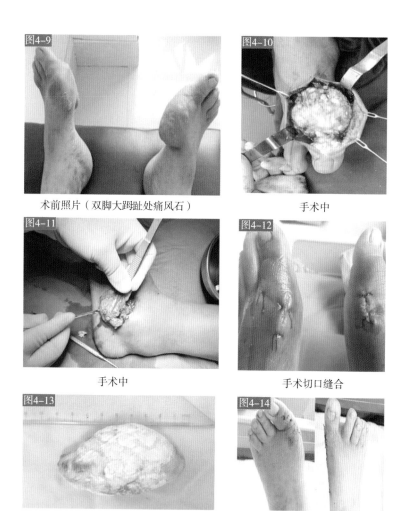

图4-9
术前照片（双脚大踇趾处痛风石）

图4-10
手术中

图4-11
手术中

图4-12
手术切口缝合

图4-13
取出的痛风石

图4-14
术后照片

　　如图4-15、图4-16所示，左手食指因痛风石切除后，其他部位又重新长出痛风石。

　　如图4-17所示，右脚除小趾外，其他脚趾头因痛风石被切除。

图 4-18、图 4-19 为手术切除下来的痛风石。

如图 4-20 所示，左手因多发性痛风石行手术切除后伤口缝合。

如图 4-21 所示，痛风石手术切除后手指关节处又重新长出痛风石。

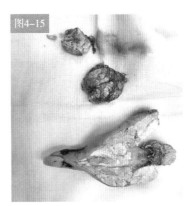

图4-15

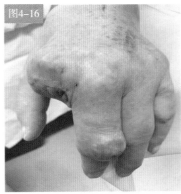

图4-16

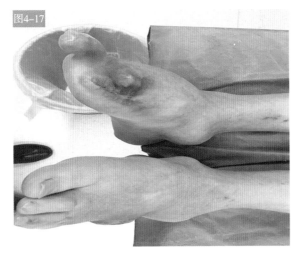

图4-17

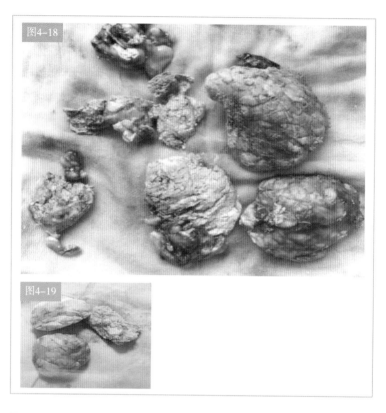

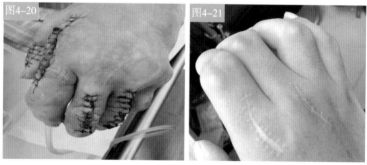

四、痛风晚期的透析疗法

痛风发展到肾病期肾功能衰竭，当出现急性肾衰竭时（少尿或无尿 2 天以上，血肌酐 ≥ 442μmol/L），或慢性肾衰竭患者肌酐清除率（Ccr）降至 10mL/min 左右、血尿素氮 ≥ 28.6mmol/L、血肌酐 ≥ 707.2μmol/L 时，患者必须尽快进行透析治疗。

透析疗法（图 4-22）是利用半渗透膜来去除血液中的代谢废物和多余水分并维持酸碱平衡的一种治疗方法，分为血液透析和腹膜透析两种。透析疗法是以人工肾来取代已失去功能的肾脏，从而维系生命。它无法从根本上治愈尿毒症或肾功能衰竭，而且费时费钱，根据病情一周需要透析 2～3 次。所以，痛风一定要早期治疗，一旦发展到了肾病期就悔之晚矣！

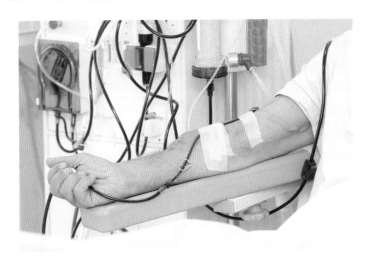

图 4-22 透析疗法

五、痛风的自然疗法

在与疾病长期抗争的过程中，人们越来越发现化学药物和手术尽管有效，但同时对人体的毒副作用却非常大，药害甚于病害！20世纪70年代以来，国际上风行对人体无毒无害或少害的自然疗法。

自然疗法又称自然医学（Naturopathy，或 Naturopathic Medicine），就是不用或少用化学药物和手术的方式，应用自然界存在的物质和发挥人的主观能动性来改善人体自我修复的能力，以预防和治疗疾病。

自然疗法包括很多方式：植物药疗法、针灸疗法、营养疗法、水疗法、物理疗法、心理疗法、音乐疗法、芳香疗法、元素平衡疗法、顺势疗法等。

近些年来，我国痛风的发病率越来越高，人们在认识到常规的化学药物和手术治疗痛风的局限性以后，纷纷把目光聚焦到了痛风的自然疗法，作为补充或替代疗法。

痛风的自然疗法就是针对痛风及高尿酸血症人群，通过非药物（食疗）及物理手段（理疗等）、代谢调节、营养干预和运动指导等综合性方法，进行有效的健康教育及管理，恢复机体自我修复及自愈的能力，从而达到痛风预防、治疗和康复的目的。

1. 中医药治疗

中医中药是人类医药学的重要宝库，在痛风等慢性疾病的治疗与康复中发挥着非常重要的作用，它既可以抑制痛风急性发作，快速有效地止痛消肿，又可以对人体进行整体机能调理，恢复人体的自我修复机能，从而标本兼治。

（1）口服中药治疗：中医需要对痛风病人进行辨证施治，目前临床上中医药界对痛风的认识不一，辨治方案也各异，但根据临床对痛风的分期（痛风急性发作期、间歇期、慢性期和肾病期），再对病人进行辨证施治则更符合临床实际。

①痛风急性发作期：多属于热痹证。由于病人起病急骤，关节疼痛，局部红肿灼热，痛不可触，屈伸不利，得冷稍舒，多有发热、恶风、多汗、心烦口渴，舌质红，苔黄，脉滑数。此期热毒、湿浊和瘀滞为甚，当以清热解毒、利湿泄浊和通络止痛治其标为主，方用四妙汤或白虎桂枝汤合宣痹汤等加减。

②痛风间歇期：虽然病人没有疼痛，但此期以湿热和瘀滞为主，当以清热利湿和活血化瘀为主，方用四妙汤合二陈汤加味。

③痛风慢性期：多属于气血虚痹证。病人出现反复不愈，关节疼痛，时轻时重，面色无华，心悸自汗，头晕乏力，舌淡，苔薄白，脉濡。当益气活血，调补肝肾，辅以利湿化痰，标本同治。方用独活寄生汤、四君子汤合防己黄芪汤、六味地黄丸、金匮肾气丸等加减。

④痛风肾病期：实证以湿热淋证即尿路结石为多见，应以清热通淋、排石止痛为主。方用三金排石汤加减。虚证当以阴阳气血、脏腑辨证：肝肾阴虚者，当滋补肝肾，养阴生津，方

用六味地黄汤加减；脾肾气虚者，当补气健脾，益肾填精，方用保元汤加减；气阴二虚则须益气养阴，方用参芪地黄汤加减。

（2）**中药熏蒸、药浴和中药外敷**：中医学认为痛风属"痹证"范畴，临床上采用中药熏蒸、药浴，配合局部外敷中药治疗，取得较好的效果（图4-23、图4-24）。其主要是物理温热效应和药物对人体的双重功能，一是通过温热效应，扩张局部毛细血管，使沉积在关节滑膜、滑囊、软骨及其他组织中并引起炎症的尿酸盐迅速清除。所谓"不通则痛，痛则不通"，当炎性刺激因子消失后，炎症反应减轻，疼痛则快速减轻甚至消失。

另一方面，热蒸汽使局部皮肤毛孔打开，蒸汽中的和外敷药里的有效中药成分能透入病变局部，调节人体免疫功能，同时体内的有害物质排泄出来，从而起到温经散寒、活血化瘀、清热利湿、消炎止痛的作用。

此外，局部温度的升高，也有利于尿酸盐结晶的溶解，促使痛风石的消除。

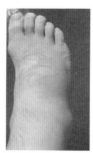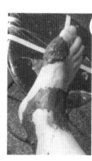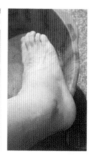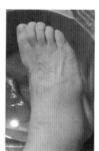

图 4-23　中药熏蒸和中药外敷治疗痛风急性发作

由于中药熏蒸、药浴及局部外敷中药这些中医外治法可以避免肝脏首过效应而基本上无毒副作用，值得进一步研究并在临床中加以大力推广。

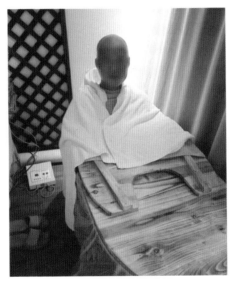

图 4-24　痛风慢性期病人进行中药浴疗法

（3）**针灸与推拿治疗：**痛风急性发作局部肿痛明显时，应用中医的刺血拔罐疗法治疗效果非常好，许多病人几乎是立竿见影，治疗后即刻可以行走！这可能和局部含尿酸盐结晶的瘀血去除，局部减压有关。

如图 4-25 所示，红外线理疗后，再进行全身推拿调理，以疏通经络。

如图 4-26、图 4-27 所示，中医针灸和刺血拔罐疗法治疗痛风急性发作引起的红肿痛。

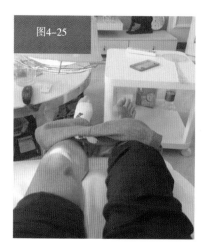

图4-25

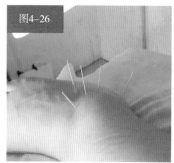

图4-26

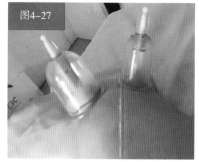

图4-27

2. 食物疗法

中医认为高尿酸血症和痛风的发生，主要是脾肾虚亏，机体运化功能障碍，导致体内痰湿瘀阻等证候，据此，临床医生和科研人员将具有健脾、利尿、祛湿等作用的药食两用中药材做成药膳、药茶，或者将这些中药材的提取物制成片剂、颗粒剂或胶囊剂等现代剂型，供高尿酸血症和痛风病人进行食疗，起到很好的临床效果。

3. 物理疗法

除了传统的中药熏蒸、药浴外，痛风治疗还可以应用现代科学技术制造的理疗设备，如中频理疗止痛仪、激光治疗仪，具有一定的缓解疼痛作用。

4. 综合性疗法

由于痛风是一系列渐进性恶化发展的慢性病，单一的方法或产品无法彻底治愈痛风。近年来，中西医结合，以中医药为主，辅以食疗与理疗、健康教育与管理相结合的综合性治愈痛风新模式在我国应运而生。

例如杭州御湘湖瑞竹堂戴军痛风专科、沈阳抗风竤医疗产业集团，运用自然疗法，将食疗与理疗相结合，对痛风和高尿酸血症病人进行体质调理，并长期跟踪进行健康教育和管理等综合性方法，取得非常好的效果（图4-28）。

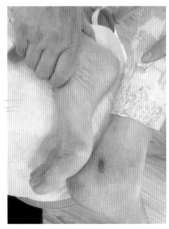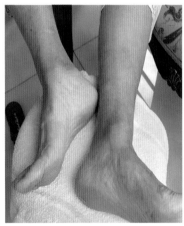

图 4-28　经过戴氏"五联疗法"综合治疗后，右大踇趾关节处皮下痛风石明显缩小

六、痛风治疗疗效评定标准

对于痛风治疗效果的判定，目前还没有统一的标准，《中医内科病证诊断疗效标准》（ZY/T001.1-94）、《中药新药临床研究指导原则》都有各自的评定标准。笔者更倾向于根据痛风不同阶段的治疗进行效果评定。

1. 痛风急性发作期

（1）临床治愈：症状完全消失，关节功能恢复正常（临床积分小于 8 分），主要化验指标正常（主要指痛风的急性炎症指标）。

（2）显效：痛风的主要症状消失，关节功能基本恢复正常（临床积分 8～10 分），主要化验指标基本正常。

（3）有效：痛风的主要症状基本消失，主要关节功能及主要化验指标基本正常（临床积分 10～12 分）。

（4）无效：与治疗前相比，各方面无改善或加重（临床积分大于 12 分）。

2. 痛风间歇期、慢性期（早期）及高尿酸血症期

（1）临床治愈：血尿酸下降达 80% 以上或降至正常（高尿酸血症的达标治疗标准 360μmol/L 以下）、连续 12 个月以上未出现痛风急性发作。

（2）显效：血尿酸下降达 50%～80%、连续 6 个月以上未出现痛风急性发作。

（3）有效：血尿酸下降达 30%～50%、3 个月内偶尔出

现痛风急性发作。

（4）无效：与治疗前相比，血尿酸下降不足 30%，痛风仍反复发作。

3. 痛风慢性期（中期即痛风石期）

（1）**临床治愈**：血尿酸及肾功能不全指标下降达 80% 以上或降至正常（血尿酸控制在 300μmol/L），皮下痛风石数量减少 80% 或最大痛风石直径缩小 80%、双源 CT 显示尿酸盐结晶斑块面积缩小 80% 或消失、所有关节功能基本恢复正常、连续 6 个月及以上未出现痛风急性发作。

（2）**显效**：血尿酸及肾功能不全指标下降达 50% ～ 80% 以上、皮下痛风石数量减少 50% ～ 80% 或最大痛风石直径缩小 50% ～ 80%、双源 CT 显示尿酸盐结晶斑块缩小 50% ～ 80%、重要关节功能基本恢复正常、连续 3 个月及以上未出现痛风急性发作。

（3）**有效**：血尿酸及肾功能不全下降达 30% ～ 50%、皮下痛风石数量减少 30% ～ 50% 或最大痛风石直径缩小 30% ～ 50%、双源 CT 显示尿酸盐结晶斑块缩小 30% ～ 50%、个别关节功能基本恢复正常、3 个月内偶尔出现痛风急性发作。

（4）**无效**：与治疗前相比，血尿酸及肾功能不全下降不足 30%，痛风石没有减少或缩小，关节活动障碍，痛风仍反复发作。

注：①血尿酸下降百分数＝血尿酸下降值 /（服药前血尿酸值 –420）×100%；②痛风石或尿酸盐结晶数量、直径或面

积减少缩小百分数＝治疗后痛风石或尿酸盐结晶数量、直径或面积／治疗前痛风石或尿酸盐结晶数量、直径或面积×100%。

如图4-29、图4-30所示，64岁的女性痛风患者经过一个月的治疗，右脚第一关节跖趾处直径1.5cm痛风石消失，血尿酸降至300μmol/L，已有3个月痛风未复发。

如图4-31所示，双源CT图像与容量分析：治疗前双脚尿酸盐结晶0.46cm³（A）和治疗5个月后尿酸盐结晶0.30cm³（B）相比，减少35%。

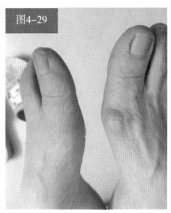

图4-29

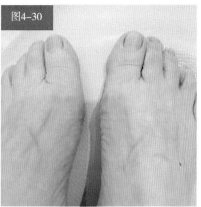

图4-30

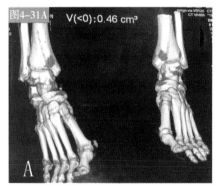

图4-31A　V(<0): 0.46 cm³

A

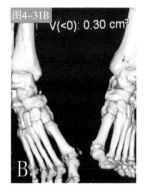

图4-31B　V(<0): 0.30 cm³

B

4.痛风治愈的原理图——"水池模型四"

针对痛风的发生原理，恢复机体生理功能、抑制尿酸生成、促进尿酸排泄、溶解已沉积的尿酸盐结晶，是治愈痛风的基本方法。如图 4-32 所示，通过改变并保持良好的工作作息和饮食习惯，配合中医中药调理机体整体机能，个别病人再辅以小剂量的降酸药物，可以降低血尿酸，溶解尿酸盐结晶，降低痛风发作和其他并发症的发病率。

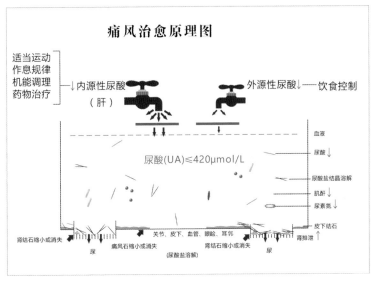

图 4-32　痛风治愈的原理图——水池模型四

5.痛风的治愈与根治

（1）临床治愈与根治的概念有所不同：治愈是指使恢复健康，即通过治疗，疾病的症状消失，身体不健康的系统调理为健康状态，但没有从根本上彻底解决问题；根治则是彻底治疗，永不复发的意思。阑尾炎通过外科手术切除阑尾，永远再也不会复发了，但内科疾病尤其是高血压、糖尿病等慢性病到目前还没有彻底"根治"的办法。

（2）**痛风能否治愈和根治，与病程和病情有关，更与病人自身的健康意识和能否自我管理有关**：对于那些发病时间短，病情轻（如无症状高尿酸血症、痛风慢性早期、中期无肾功能损害），能彻底改变不良生活和工作习惯，严格控制饮食、适当运动的，经过一段时间的规范治疗，可以做到修复病人的脏腑功能，完全清除体内尿酸盐结晶，让病人在一段时间内少复发甚至不复发，即可以治愈甚至根治；对于因为某种药物、某种疾病诱发的继发性痛风，在诱发因素消除后，痛风也可能治愈或根治。

但对于发病时间长，病情重的（如慢性中期并肾功能损害、慢性晚期、肾病期）和遗传性的，又不能管理好自己的，就很难做到治愈，更不要说根治了！

（3）**治愈后又复发的原理**：家里厨房、洗手间下水道堵塞后，经过清理，掏净头发、菜叶等堵塞物后下水道恢复通畅。但如果不注意，继续往水池扔食物残渣、头发和菜叶等垃圾，经过长短不一的一段时间后，畅通的下水道又将被堵死。

痛风治愈后又复发的过程非常类似下水道疏通后又被堵塞的过程：痛风的急性发作是关节内尿酸盐结晶所诱发，经过治疗，机体机能恢复。体内尿酸盐结晶完全溶解后，如果加以小心，完全改变不良生活和工作习惯，控制饮食和适度运动，平时定期或不定期服用少量降酸和溶晶药物，痛风病人会有一段时间很少甚至不再复发。但是，痛风经过治愈后，如果病人麻痹大意，又重新熬夜不动、大吃大喝，机体代谢又出现紊乱，血尿酸水平又会升高超过饱和度，再度形成尿酸盐结晶并沉积在关节内，一段时间后，在某种诱因的刺激下，痛风再度复发。

因此，治愈后痛风能不能"根治"不再复发，除了与患病的程度有关外，更多取决于病人自身能否管理好自己！

七、痛风成功治疗前后对比图

1. 左大踇趾痛风石溶解过程

图 4-33 ～ 图 4-35 显示了病人左大踇趾痛风石的溶解过程。

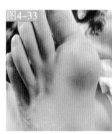

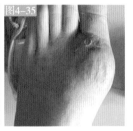

治疗前：痛风石凸起　治疗中：痛风石软化，体积增大　治疗后：痛风石消除

2. 左肘关节痛风石溶解过程

图 4-36 ～图 4-39 显示了病人左肘关节痛风石成功治愈的案例。

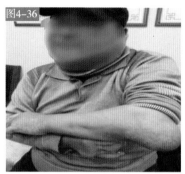

治疗前：左肘关节巨大痛风石

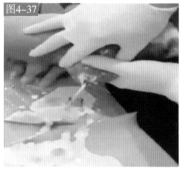

治疗中：痛风石液化后，切开皮肤引流，可见大量白色尿酸盐流出

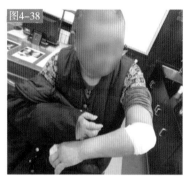

治疗中：术后伤口包扎

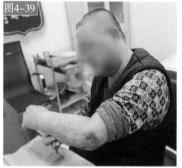

治疗后：伤口愈合，病人恢复健康

3. 膝关节痛风性关节炎治疗前后双源 CT 图像对比

图 4-40、图 4-41 为病人治疗前后膝关节尿酸盐结晶双源 CT 对比图。

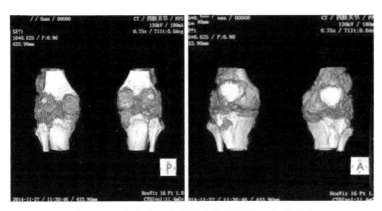

图 4-40　治疗前：大量尿酸盐结晶沉积在膝关节

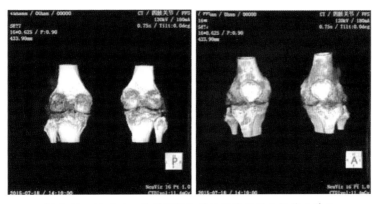

图 4-41　治疗后：膝关节沉积的尿酸盐结晶已被基本清除

4. 双侧肘关节痛风石治疗前后双源 CT 影像对比图

图 4-42、图 4-43 为病人肘关节痛风石溶解前后对比图（双源 CT 显示左肘关节尿酸盐结晶已经全部溶解，右侧尿酸盐结晶正在溶解，由于密度下降，尿酸盐结晶块体积变大）。

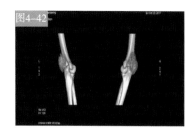

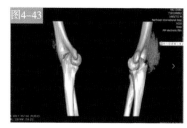

5. 左足跟痛风石治疗前后对比图

如图 4-44 ～图 4-46 所示，痛风史 17 年的痛风病人，经过普乐菲全自然疗法调理 7 个月后，左足跟的痛风石消失。

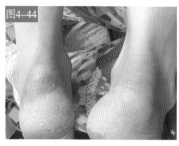

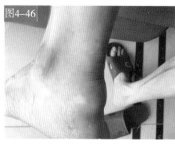

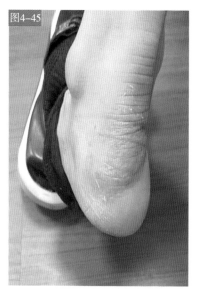

6. 痛风并伴有双肾多发性结石病人接受自然疗法后，尿路结石自行从尿中排出

如图 4-47 ～图 4-49 所示，珠海 49 岁的痛风伴尿路结石

病人陈先生接受普乐菲自然疗法后两个半月，尿路结石分两批从尿中自行排出。彩超检查显示肾结石体积缩小（图4-47、图4-48）。图4-49显示为第一批四个大小不等的结石，排出时体感尿道微痛，有堵尿感，轻微用力自然排出，刚从尿中排出时为灰褐色晶体状，大小0.2～0.4cm，放置久后逐渐氧化变成深褐色。

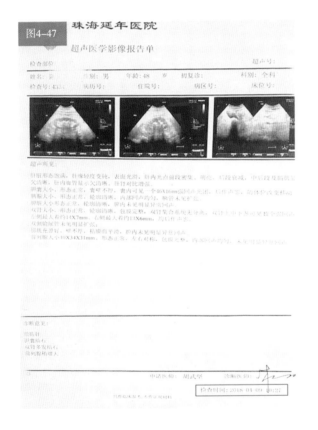

图4-47

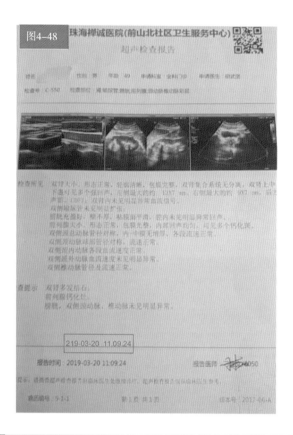

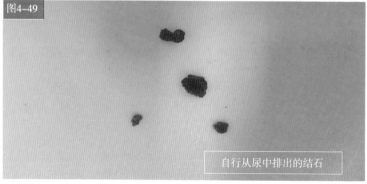

自行从尿中排出的结石

八、痛风治疗过程中的好转反应

机体出现疾病尤其是慢性病后，会出现一种病态的、代偿性的机能平衡，药物或手法治疗疾病过程中，由于打破这种机体已经适应了的病态平衡，重新恢复或建立正常平衡而出现不适应状态，表现为发热、皮疹、口干、口腔溃疡、便秘、腰部酸胀、关节酸麻胀痛或原本的疼痛加剧等。这种不适应状态随着新的正常平衡状况的建立而逐渐消失，这种反应称为好转反应，即中医学的瞑眩反应。

同理，在痛风治疗过程中，许多病人常常出现好转反应，包括血尿酸水平高低起伏，并出现不同程度的、反复的、类似痛风发作但又与痛风急性发作痛感不同的肿痛，我们称为"类痛风反应"或"溶解痛／溶晶痛"。这是好转反应，是痛风根本性治疗过程中很难绕开的一种现象，我们常把它作为治疗痛风起效和疗效判断的标志，往往也是病情开始好转的重要标志。

1. 痛风治疗过程中血尿酸变化的原理

痛风治疗过程中，会出现血尿酸水平高低起伏的现象，这种状况随着尿酸盐结晶全部溶解而逐渐恢复正常升高。这一过程与地面灰尘清扫过程类似。

进入刚装修完或许久没有人住的屋间，乍看上去空气很干净，但其实地面灰尘往往很多，用扫帚进行清扫时，扬起来的灰尘让空气中的尘埃粒子增多，让人感觉空气很脏，随着清扫完毕，加上打开排气扇，空气里和地面的灰尘逐渐消除，空气又恢复了正常（图 4-50、图 4-51）。

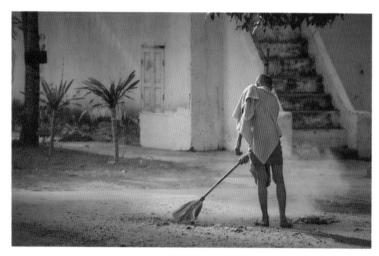

图 4-50　清扫时飘扬着尘埃粒子的空气

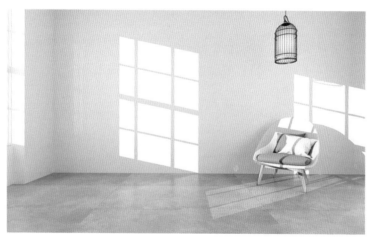

图 4-51　清洁后干净的地面和空气

（1）**治疗前**（图4-52）：血尿酸持续升高，超过饱和度后，尿酸盐析出形成尿酸盐结晶，随血液循环到达并沉积在关节、皮下、血管等部位，逐渐堆积成痛风石并凸出（参见图1-15 高尿酸血症和痛风的发生原理——水池模型二）。

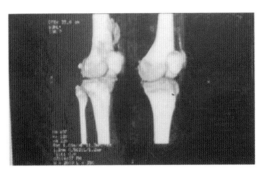

图4-52　治疗前：尿酸盐结晶沉积在骨关节形成痛风石

（2）**治疗中及治疗后**：由于降酸产品的作用，产生以下反应：血尿酸水平降低或升高，痛风石缩小、消失（图4-53、图4-54）。

①血尿酸水平快速下降间接或被动导致尿酸盐结晶溶解，但血尿酸水平并不升高反而下降：化学降酸药物抑制尿酸生成和促进尿酸排泄作用强，能使血尿酸快速下降到420μmol/L以下，机体动员包括关节、皮下等部位沉积的尿酸盐结晶溶解，溶解后的尿酸盐释放入血，血尿酸水平升高。不过，由于是间接的或者说是被动作用，以及降酸药物的强力降酸作用，这种类型的血尿酸水平升高比较慢，血液检查时，尿酸水平往往正

常或低于正常值，但痛风石会逐渐缩小、消失。

②直接溶解尿酸盐结晶导致血尿酸水平升高：笔者在临床上常常看到，有部分敏感的病人服用某些中药或者食疗产品后，当天在血尿酸水平还是很高而且比较平稳的情况下，出现包括溶解痛在内的溶解反应，这就说明，在被动溶解的同时，还有主动溶解尿酸盐结晶的情况，大量溶解的尿酸盐释放入血使得血尿酸水平升高（与持续的血尿酸超过饱和度形成结合的尿酸盐结晶不同，此时升高的血尿酸很可能是溶解的尿酸盐，呈游离状态），在溶解过程中，血尿酸水平可能会高低起伏，只有当体内的尿酸盐结晶基本溶解干净后，血尿酸水平才会逐渐恢复正常，痛风石同时会逐渐缩小、消失。

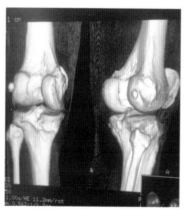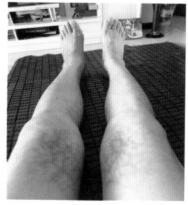

图 4-53　治疗中：尿酸盐结晶溶解，大量尿酸盐释放进入周围组织中、皮下，引起局部炎症反应（红肿痛，甚至皮肤上出现树枝状棕色条纹），尿酸盐大量进入血液后，引起血尿酸水平升高

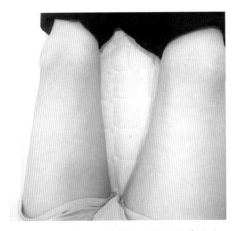

图 4-54　治疗后：随着尿酸盐结晶基本溶
　　　　解，痛风石缩小甚至消失，渗入
　　　　组织和皮下的尿酸盐逐步排泄清
　　　　除掉，炎症消退，皮肤条纹消失，
　　　　血尿酸水平逐步恢复正常，此为
　　　　痛风治愈

2. 痛风治疗过程中溶解 / 溶晶痛的发生原理

溶解痛：又称溶晶痛，是痛风治疗过程中发生的类似痛风急性发作的疼痛（图 4-55）。

出现溶解痛的原因可能有两个：一是类似痛风急性发作，在药物的作用下，血尿酸下降过快，关节内的尿酸盐结晶脱落，被白细胞吞噬而诱发局部炎症；二是尿酸盐结晶溶解的速度大于排泄速度时，大量溶解的尿酸盐渗入周围的组织中，刺激机体的免疫系统，诱发局部的无菌性炎症，表现为类似痛风急性发作的红肿热痛。

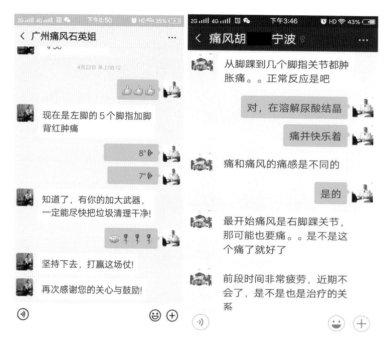

图 4-55　痛风治疗过程中，由于尿酸盐结晶溶解，溶解的尿酸渗入周围组织，会导致溶解痛和局部红肿，类似痛风急性发作，但与痛风急性发作时"不动也痛"有所不同，溶解痛大部分不动不痛，动则痛

溶晶痛和痛风急性发作的疼痛有所不同：

（1）**性质不一样**：痛风痛是不动也痛，溶晶痛大部分是不动不痛，动则痛。

（2）**多关节反复发作**：在治疗过程中，溶解痛发生的频率可能比痛风急性发作高，但其疼痛强度相对比较轻。而且，与痛风急性发作引起的单关节疼痛不同，溶解痛往往发生在多关节，会在以前从没有疼痛的部位反复出现溶解痛（沉积在全身各个关节尿酸盐结晶依次溶解所致），已经发生过溶解痛的部位不久又会出现疼痛（其他关节内尿酸盐结晶溶解入血后的尿酸盐再次填满已经清空的关节所致），但总体上随着体内尿酸盐结晶溶解，发作频率呈递减的趋势，到尿酸盐结晶彻底溶解后，不再继续发作。

3. 预防溶解反应的方法

预防溶解反应的方法和预防痛风急性发作的方法基本相同：

（1）降酸产品应该从小剂量开始使用，在机体适应后，再逐渐增加剂量。

（2）随身携带止痛药物。常规预防溶解痛的方法是秋水仙碱等止痛药与降酸药物同时服用，考虑到长期服用这些止痛药物的毒副作用，笔者建议随身备用止痛药物，一旦有发作预兆或急性发作时，再服用止痛药物或采取中医或其他物理方法止痛，以减少毒副作用。

（3）治疗过程中血尿酸水平高低起伏，溶解痛的出现、反复、加重或减轻，代表着治疗起效，当药物维持一定剂量而疼痛逐渐减轻，说明痛风结晶溶解已经基本完成，当继续服药已经没有疼痛、血尿酸水平也恢复正常时，说明痛风结晶已经基本溶解干净，治疗取得了胜利。反之亦然。

综上所述，目前国内外痛风治疗方法很多，但大多没有达到既安全又有效的目标，尤其是化学药物，长期、大量服用对人体的毒副作用非常大，而包括中医中药在内的自然疗法，在痛风等慢性病的治疗与体质调理过程中具有非常大的优势，需要加强研究，走出中国自己抗击痛风的道路！

九、中国式"抗风"——带酸生存

我国肿瘤的发病率越来越高，手术、放疗、化疗是肿瘤的传统治疗方法，但近年来发现这些疗法的副作用非常大，甚至可能加速肿瘤的扩散和转移。中国工程院院士、上海复旦大学肝癌研究所所长汤钊猷教授经过多年的临床观察，提出中国式抗癌——"带瘤生存"理论，即对一些肿瘤病人不进行手术和放化疗，而是采取中医中药的方法进行体质调理，提高机体免疫力，抑制肿瘤的转移和复发，实现肿瘤与人体共存，提高生活质量。

据网络资料介绍，沙特阿拉伯高尿酸血症的患病率为8.42%，但却很少有人发展成为痛风，我国高血尿酸血症中也只有约10%转化为痛风病人。

饮酒、吃肉喝汤是痛风的诱发因素，为了防止痛风发作，许多病人不得不控制饮食，甚至终身改为素食，生活质量大为下降。另一方面，由于痛风治疗药物的肝肾损害等毒副作用，使得很多病人望药生叹，不敢坚持使用，从而陷入两难的境地。

临床治疗疾病的原则是安全、有效，以安全为第一。对于因为遗传或其他疾病和药物等因素引起的难治性痛风，如果增加药物剂量或延长用药时间也无法将尿酸下降到正常水平的，并可能带来肝肾功能损害等严重毒副作用时，两害相权取其轻，或许可以采取中国式的"抗风"——带酸生存方式，以提高病人的生活质量。

"带酸生存"并非放弃治疗，放任病人暴饮暴食等不良习惯，而是加强对病人的引导，在做到"四不"（不反复发作或减少发作频率、不出现痛风结石、不导致关节畸形而影响日常生活和工作、不损害或不加重损害肝肾功能），密切监测心脑血管状态的前提下，不长期使用大剂量化学药物强行降酸，而是采取中医中药进行机能调理，短期或定期小剂量保健式用药（包括化学降酸药物）和科学的饮食、运动指导等方法，将尿酸稳定在一定范围内，以提高病人的生活质量。

第五章

高尿酸血症和痛风的健康教育与康复原则

中华医学会风湿病学分会2016年《中国痛风诊疗指南》指出：调整生活方式有助于痛风的预防和治疗。痛风患者应遵循下述原则：①限酒；②减少高嘌呤食物的摄入；③防止剧烈运动或突然受凉；④减少富含果糖饮料的摄入；⑤大量饮水（每日2000mL以上）；⑥控制体重；⑦增加新鲜蔬菜的摄入；⑧规律饮食和作息；⑨规律运动；⑩禁烟。

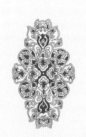

一、饮食原则

痛风病人不能吃得过饱过好，也不能过饥过素（图 5-1）。

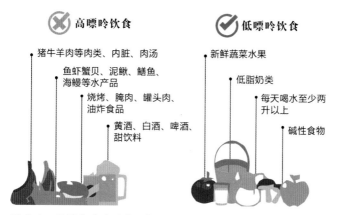

图 5-1　限制高嘌呤饮食，提倡低嘌呤饮食，健康的饮食习惯才是痛风患者该有的饮食态度

病从口入，高尿酸血症和痛风属于慢性代谢性疾病，低嘌呤饮食是治疗的前提和基础。如果不控制嘌呤的摄入，因饮食无度导致血尿酸升高，临床上不得不增加治疗药物的剂量，大大提高药物不良反应的风险。因此，控制饮食是高尿酸血症和痛风病人必须做到的。不但要避免暴饮暴食，还要避免饥饿，否则会使血尿酸水平发生突然变化，骤然升高或降低都能诱发痛风发作。在烹调方法上，多用蒸、煮、凉拌的烹调方式。

急性发作期要严格控制嘌呤的摄入量，但慢性痛风和痛风缓解期，可采取平衡饮食，适当放宽对嘌呤摄入的限制，通过选食含嘌呤少的食物，使嘌呤每日摄入量控制在 200mg 以内（表 5-1）。

（1）**控制总热量**：控制每日进食的总热量，饮食总量要比正常饮食低 10% 左右，不可过多吃零食，也不可每餐吃得过多、过饱或饥饿。保持体重低于理想体重 10% ～ 15%。

（2）**适度蛋白摄入**：有的痛风病人为了控制嘌呤的摄入量，干脆改成全素饮食，此法并不提倡。是否适合全素还是要根据每个人的具体情况来定，否则容易因节食导致营养不良。

瘦肉、鸡鸭肉等肉类经过水煮后，肉里的嘌呤会大量溶到汤中，所以建议每日将瘦肉二两煮沸去汤后与 1 个鸡蛋或鸭蛋、1 ～ 2 杯牛奶（低脂奶）交替食用，可以满足机体对蛋白质的需要。

干黄豆、豌豆、四季豆等嘌呤含量高，不宜多食，但豆制品比如豆浆、豆腐和豆腐脑在加工的过程中，大部分嘌呤溶于水中而去除，降低了嘌呤的含量，是可以适量食用的。

（3）**限制脂肪摄入量**：痛风患者每日脂肪摄入总量以在 50g 左右为宜，注意要以植物油为主，少吃动物脂肪。避免吃炖肉或卤肉。

（4）**调味品限量**：各种海鲜调味品如鲍鱼汁、蚝油、海鲜酱等，以及香菇酱、浓缩鸡汁、鸡精等调味品是从一些动物、海鲜等提炼、浓缩加工后的成品，嘌呤含量很高，食用这些调味品烹调的食物后，可短时间内快速提高血尿酸水平，要注意尽量少吃。

表 5-1　主要食物嘌呤含量表

■ 放心吃（每100g食物<25mg）　□ 限量吃（每100g食物含25~150mg）　■ 谨慎吃（每100g食物含嘌呤>150mg）

主食类

名称	嘌呤	名称	嘌呤
红薯	5.6	米糕	54
小米	6.1	燕麦	94
粉丝	7.8	八宝粥	25~100
玉米	9.4	馄饨	25~100
芋头	10.1	方便面	1150
面粉	17.1		
糯米	17.7		
大米	18.1		
挂面	19.8		
油条	20		
鹅米	22.4		
面包	22.5		
麦片	24.4		
薏米	25		
馒头	45		

蔬菜类

名称	嘌呤	名称	嘌呤
冬瓜	2.8	高丽菜	33.4
南瓜	2.8	笋干	53.6
洋葱	3.5	金针菇	60.9
土豆	3.6	豆腐	66.5
白萝卜	7.5	豌豆	68.6
豆腐	8.2	海带	75.5
胡瓜	8.7	银耳	96.6
青椒	8.7	蚕豆	98.9
芹菜	8.8	豆皮	157.2
木耳	8.9	香菇	214.5
红萝卜	9.7	白豆	218.1
榨菜	10.2	黄豆	274
白萝卜干	11	紫菜	500
苦瓜	11.3	芦笋	550
丝瓜	11.4		
韭菜	12.4		
大白菜	12.6		
茄子	14.3		
小青瓜	14.6		
绿豆芽菜	16.8		
韭黄	17.5		
花菜	20		
菠菜	23.5		
雪里红	24.4		
韭里红	25		
鲍鱼菇	26.7		
蘑菇	28.4		
四季豆	29.7		
瓢儿菜	30.2		

奶蛋类海产品类

名称	嘌呤	名称	嘌呤
牛奶	1.1	猪腰子	32.6
皮蛋白	2	驴肉	51
鸡蛋黄	2.6	火腿	55
鸭蛋黄	3.2	鱼丸	60
鸡蛋白	3.4	小龙虾	60
鸡蛋黄	3.7	猪脑	63.2
海参	4.2	猪心	65.3
皮蛋黄	6.6	金枪鱼	65.3
海蜇皮	9.3	猪肉皮	67
鸭血	11.8	猪肚	69.8
猪血	11.8	乌贼	79.8
脱脂奶粉	15.7	蛤蜊	89.9
鸡血	20	螃蟹	90
桂鱼	24	鲮鱼	92.8
		猪大肠	101
		牛肉	104
		鳝鱼	109

畜禽肉类

名称	嘌呤	名称	嘌呤
羊肉	109.1	鸡蛋	162.6
猪肉	110.6	乌鱼	183.2
鱼翅	112.4	牛蹄筋	188
鳗鱼	113.1	鲢鱼	202.4
海鳗肉	118	沙丁鱼肉	207.9
冻虾	121	敏鱼	238
鸭肠	125	白鲳鱼	238
鸡心	126.8	牡蛎	239
猪肚子	132.4	生蚝	239
刀鱼	134.9	三文鱼	250
鳕鱼	137.1	牛肝	250.6
鲢鱼	137.4	猪小肠	262.2
鹌鹑肉	137.7	猪肉	270.6
虾	137.8	猪肝	275.2
猪肺	138	沙丁鱼	295
鸭肉	138.4	蛤蜊	316
鸡腿肉	140.2	鸡肝	317
草鱼	140.3	秋刀鱼	355.4
黑鲷鱼	140.3	扁豆干	366.7
红鲫	142	干贝	390
吞拿鱼	144	白带鱼	391.6
鸭心	146.9	鸭肝	397.9
螃蟹	147	鲢肝	426.3
牛百叶	150	冻肉汤	500
海鳗	159.5	浓肉汤	500
猪脚	160	羊脾	773
		小牛颈肉	1260
		白带鱼皮	1638.9
			3509

水果类

名称	嘌呤
石榴	0.13
苹果	0.8
波萝	0.9
葡萄	0.9
猕猴	1.1
西瓜	1.1
梨子	1.2
香蕉	1.2
枇杷	1.3
桃子	1.3
杨桃	1.3
莲雾	1.4
木瓜	1.5
芒果	1.6
枸杞	1.9
橙子	2
哈密瓜	2.2
柠檬	2.6
哈密瓜	3.4
李子	4
栗子	4.2
西红柿	4.2
葡萄干	4.3
桂圆	5.4
桂圆干	8.2
大樱桃	8.6
草莓	17
无花果	21

调味品

名称	嘌呤
蜂蜜	1.2
米醋	1.5
番茄酱	3
姜	5.3
姜头	8.7
陈醋	12
芝麻油	12
高鲜味精	12.3
青葱	13
植物油	25
酱油	25
桂皮	30
大蒜	30.6
枸杞	31.7
味噌	34.3
大葱	38.2
海鲜酱	144
蚝油	145

坚果类

名称	嘌呤
碧根果	8.1
核桃	8.4
夏威夷果	15
银杏果	15
瓜子	24.2
西瓜子	24.2
杏仁	31.7
板栗	34.6
榛子	37
山核桃	40.4
松子	50
南瓜子	60.7
腰果	80.5
花生（鲜）	85.4
花生（干）	96.3
开心果	125

(5) **选择性食入水果和蔬菜**：许多水果如荔枝、龙眼、菠萝、葡萄、水蜜桃、菠萝蜜等含有果糖，能加速尿酸合成，并通过增加胰岛素抵抗，间接增加血尿酸水平，建议选用果糖低的水果，如苹果、梨、西瓜、柠檬等（图 5-2 ～图 5-5）。

果汁和果汁饮料含糖量高，尽量少食入，尤其是少年儿童更要少喝。

香菇、菜花、莴笋等蔬菜里含嘌呤较高，不宜多食。冬瓜、黄瓜、苦瓜、白菜、卷心菜、胡萝卜、芋头等蔬菜含嘌呤低，有的还具有一定的利尿作用，可以放心食用。

山药、核桃、西蓝花、枸杞等还具有一定的补肾作用，可以帮助尿酸的排出，应当适量食用。

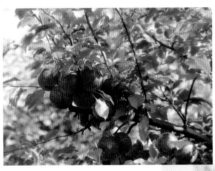

图 5-2　苹果

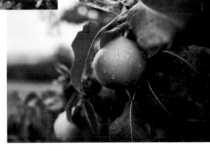

图 5-3　梨

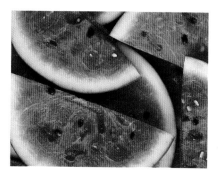

图 5-4　西瓜

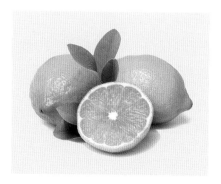

图 5-5　柠檬

（6）**粗、细粮合理搭配**：近年来，人们为了养生，喜欢吃玉米、荞麦、麦片等粗粮，但这些粗粮糙皮中嘌呤含量也比较多，易引起血尿酸升高，不宜多吃。

（7）**饮食控制与降酸产品配合**：不少痛风患者单靠饮食控制，常不成功。这是因为痛风并非都是吃出来的！我们已经知道，人体内源性尿酸占80%，从食物中获得的外源性尿酸仅占20%，过多摄入高嘌呤食物只是痛风发作的诱发原因之一，即使严格控制饮食，也可能使血尿酸下降 70～90μmol/L，并不能避免其他原因导致的尿酸升高。因此，对高尿酸血症和痛风的治疗，应"双管齐下"，即饮食控制与合理使用降尿酸产品相结合。

二、适当运动原则

高尿酸血症和痛风患者不能不运动，也不能过于剧烈或过长时间运动！

适当运动可预防痛风发作，对降低体重、减轻胰岛素抵抗等有帮助。剧烈运动后可能诱发痛风急性发作，一般不主张痛风患者进行篮球、排球、羽毛球、爬山和爬楼梯等剧烈运动，可选择散步、游泳、太极拳、健身运动等有氧运动项目，以中等运动量为宜，如 50 岁左右患者运动心率达到 110～120 次 / 分钟，少量出汗。早晚各运动 30 分钟，每周 3～5 天。

选择游泳锻炼者要注意水温不能太凉，最好去室内温水池，或在午后有阳光时到室外游泳池游泳，出水后立即用干毛巾擦干身体，有条件时用电吹风吹干关节尤其是曾经痛风发作过的部位。

有严重膝关节炎的病人在练习太极拳、打高尔夫球时要特别注意锻炼姿势和方法，否则容易加重损伤。

另外，运动前、中、后多补充水分，以温白开水为宜。

三、劳逸结合，避免复发因素原则

痛风是一种慢性疾病，稍不注意即会发作，因此生活中应避免导致痛风发作的因素，如饮酒、高嘌呤膳食、过度疲劳、受凉、局部外伤、紧张焦虑、情绪激动、手术、感染、药物（如利尿剂）等。保证睡眠，生活规律，并避免心理压力过大。此外，注意保暖，每天应热水浴或热水烫脚并按摩局部，以促进血液循环，增加尿酸排泄，减轻疼痛。

四、重视心理健康原则

资料显示，精神紧张、压力过大是诱发痛风发作的主要因素之一（有的地区占痛风复发诱因的 36%，而饮食不当只占 20%）。

和肿瘤、高血压等慢性病一样，痛风的发病已从单纯的生物医学模式发展到现在的"生物－心理－社会"医学模式。痛风不但与遗传因素有关，还与社会环境及心理因素有很大的关系。过度紧张、忧思、悲愤、恐惧等不良精神刺激，导致机体神经系统和内分泌系统紊乱，从而诱发或加重病情及其并发症，因而痛风患者必须重视自身的心理健康。

首先，要树立正确的人生观，对名利和物质的追逐适可而止，尤其是患病后，更应该调整好自己的心态，放松心情，把健康放在首位。在生活中注意改变不良的生活方式，减轻工作负荷，避免过度劳累和精神紧张，每天留出一定的时间和空间锻炼身体，享受生活，如散步、听听音乐，使身心得以恢复，最后战胜疾病。

其次，要建立应对疾病的正确态度。痛风病人一般经历过以下心路历程（图5-6）：

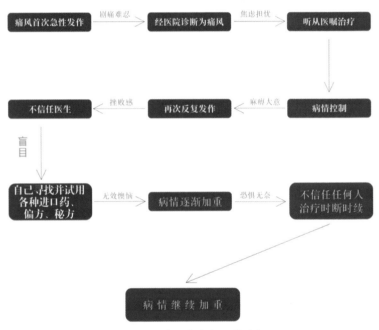

图 5-6　痛风患者经历的过程

痛风急性发作，疼痛难忍，病人容易心情烦躁，爱发脾气。一旦痛苦解除，许多病人又会"好了伤疤忘了疼"，将疼痛抛到九霄云外，照样大吃海喝。当病情反复，尤其是出现痛风石、关节活动障碍、肾功能损害时，病人又容易出现紧张、盲从、沮丧、失望、焦虑和抑郁，严重的容易出现厌世、自杀趋向。

我们要不断反复教育病人，尤其是要引导一些久病成医、对任何事物已经麻木的患者，让他们充分认识到，痛风确实是病程复杂的难治性疾病，但并非不能治愈，只要相信科学，积极配合，经过有效防治，预后良好，一般不会影响寿命，而且可以和正常人一样工作、生活。

五、建立以病人为中心的"抗风"统一战线原则

打赢抗风"持久战"的基础是建立以病人为中心的"抗风"统一战线。

辩证法告诉我们，事物的发展因素有内因和外因，内因起决定性作用，外因起推动作用，外因通过内因而发挥作用。

战胜痛风不能只依靠药物和医生，药物和医生只是起到拐杖的作用，起决定性作用的还是病人自己。病人要有高度自觉的自控力，积极配合医生，从饮食、睡眠、运动、工作方式等多方面去改善和调节，达到自我治疗。

与此同时，家人的关爱也是必不可少的。家人在痛风治疗和调养等方面起着不可或缺的重要作用，精神关爱、细心陪护可以增加病人克服痛苦、战胜疾病进而康复的信心，同时，家人还可以督促病人按时坚持吃药，控制饮食，适度锻炼，发挥医生助理的作用。

除了家人，单位领导、同事和亲朋好友也要理解和支持。给痛风病人适当调整岗位，尽可能不安排压力过大或需要经常

出差、加班熬夜的工作，交际应酬尽可能不劝酒等。

当然，强调病人和家人的作用，绝不是否定医护人员、康复指导师的重要作用。由于痛风是慢性疾病，需要长期的跟踪服务，痛风病人最好能到自己信任的医疗和康复机构，选择自己信任的医生、理疗师、康复指导师等作为自己的家庭健康顾问，由他负责建立病情档案，制订治疗方案并追踪管理，监督实施，指导饮食和康复训练。

如图 5-7 ～图 5-12 所示，医务人员应加强对痛风病人的随访，加强健康教育和管理。

客户健康档案

痛风全自然疗法服务跟进表

日期	产品用量			调 理	出现现象	解决方案
	风清	风宝	清宝	能量房		

图5-7

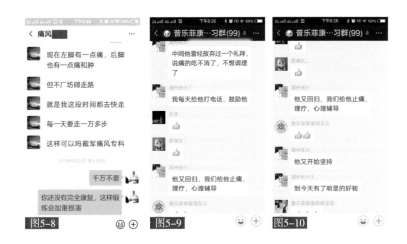

图5-8　图5-9　图5-10

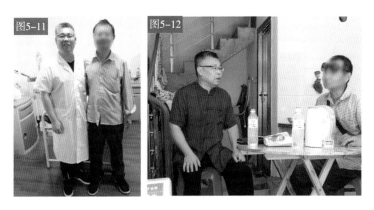

附录1　水池模型图

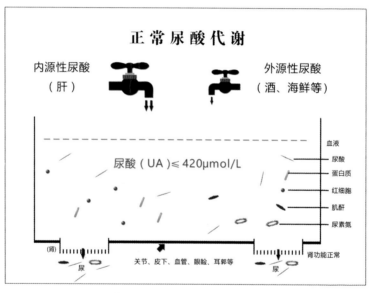

正常尿酸代谢过程——水池模型一

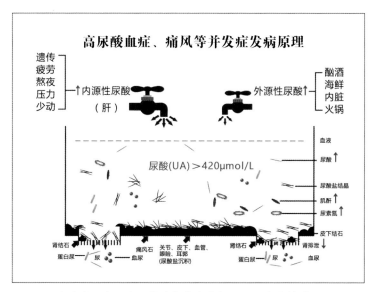

高尿酸血症及痛风等并发症发生机理——水池模型二

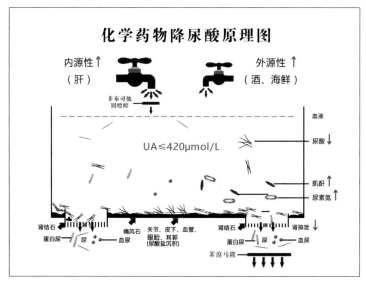

化学药物降尿酸原理示意图——水池模型三

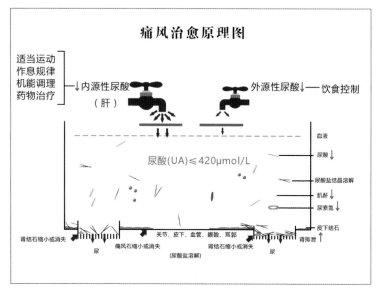

痛风治愈的原理图——水池模型四

附录 2 戴军痛风专科简介

戴军痛风诊疗专科，在挖掘传统经方的基础上，形成了中西医结合，以中药、食疗健脾祛湿、补益肝肾为主调理痛风病人的整体机能，辅以饮食和运动指导、心理安抚的痛风八期八型诊疗与健康管理的康复体系，通过止痛、溶晶、降酸、补肾和壮骨等"五联"综合性方法治疗痛风，取得比较好的临床效果。

1.西医辨病、中医辨证

现代医学认为，痛风是一组因为嘌呤代谢紊乱而引起的疾病，其早期主要特征就是急性发作时关节的剧烈疼痛，实验室检查主要是血尿酸升高。后期和晚期的主要特征是痛风石（包括肾结石、关节和皮下痛风石等）凸出甚至溃烂、关节活动障碍，实验室检查表现肾功能指标异常，并逐渐出现尿毒症。

痛风属于中医"痹证""历节"等范畴。中医认为外邪侵袭、脾胃虚弱、饮食不节是其主要病因。多因感受湿热之邪，或寒湿之邪化热，闭阻经络关节而致病。脾胃虚弱，则运化失司，湿浊内生，日久化热，流注经脉为病。长期恣食膏粱厚味,损伤脾胃,脾虚生湿化热,湿热之邪痹阻脉络则为病。

综合 2016 年《中国痛风诊疗指南》和国家中医药管理局《中医病证诊断疗效标准》,为了更有助于诊治痛风,我们将痛风分为五个阶段、八期和八型。

痛风的五个阶段八个期:无症状高血尿酸症(无晶期、结晶期)、急性痛风性关节炎、间歇期、慢性痛风(早、中、晚期)和痛风性肾病期(肾功能衰竭)。

痛风的八种类型:湿热蕴结型、寒湿痹阻型、脾虚湿阻型、痰瘀痹阻型、寒热错杂型、肝肾阴虚型、脾肾阳虚型和气血双亏型。

辨证分级:将痛风的不同阶段分成 0 ~ 5 级,每级之中根据临床表现程度不同又进行细分,依照不同的级别进行辨证用药:如痛风 0 级,为无症状高血尿酸;痛风 1 级,为急性痛风性关节炎。然后根据病情不同又分为 1.1 ~ 1.5 等 5 级。

2. 中医中药治疗为主

依据中医理论为指导,对一些传统药方进行了改进,根据不同的病人、同一病人不同阶段,给病人采用不同的治疗方法。比如,痛风 0 级阶段,当血尿酸在 540μmol/L 以内,许多病人只需要服用药食两用中药材组成的"酸清松"就能很好地逐步降低血尿酸;急性痛风性关节炎发作,在 1.1 级肿痛并不严重的情况时,直接外敷治疗无名肿毒的中药消肿止痛膏;而当 1.5 级肿痛非常严重时,则使用改进的中药方,配合中药熏蒸和外敷、艾灸、梅花针刺血拔罐等传统中医疗法,往往起到显著的消肿止痛效果。

戴军医生根据自己的临床体会撰写的《中药熏蒸加外敷治疗急性痛风性关节炎》一文发表在第七届中医特色诊疗国际学术会议会刊上，并获得大会优秀论文奖。

3. 标本兼治

现代医学认为，痛风的发生是由于嘌呤代谢紊乱，肾排泄功能下降，血尿酸增高，尿酸盐结晶沉积在关节、软组织等处，刺激机体的免疫系统，诱发无菌性炎症导致急性发作，久之，尿酸在局部（包括肾脏）形成结晶并累积成痛风石，导致关节畸形、肾功能不全，最后病人因尿毒症而亡。

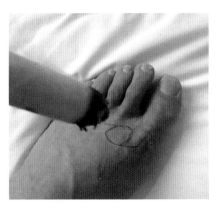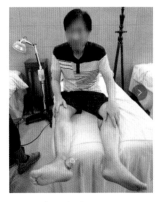

中医外治法（艾灸和拔罐）治疗痛风急性发作

痛风属中医痹病的范畴，古代医家对痛风的认识是广义的，包含了西医痛风的概念。认为其病因病机不外湿、热、痰、瘀、虚五种。《丹溪心法》曰："痛风者，四肢百节走痛，方书谓之白虎历节风证是也，大率有痰、风热、风湿、血虚……又有痛风而痛有定处，其痛处赤肿灼热，或浑身壮热，此欲成风毒，宜败毒散。"又云："痛风者，大率因血受热，已自沸腾，其后或涉冷水，或立湿地，或扇取凉，或卧当风，寒外搏热，血得风寒，汗浊凝涩，所以作痛，夜则痛甚，行于阴也。"而《医学入门》则认为："痛多痰火，肿多风湿。"

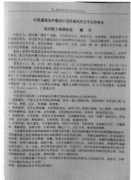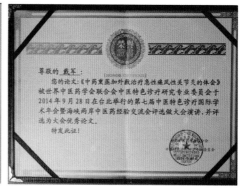

戴军医生发表的论文

戴军医生则直观地将急性痛风性关节炎列为无名肿毒范畴之中，并根据肿、痛侧重不同，配制了中药消肿膏和止痛散，在临床实际应用中起到非常好的疗效。戴医生在传承古方的基础上，结合现代医学理论，将痛风治疗分为止痛、降酸、溶石、壮骨和强肾五个步骤，止痛为标，余为治本。

经过戴军痛风专科精心治疗，很多病人解除了痛苦，最典型的是抚州某中学罗老师，2016 年 5 月 1 日来诊时，血尿酸高达 790μmol/L（正常男性血尿酸最高值为 420μmol/L），一个月发作 2 ～ 3 次，肿痛难忍，不能行走。经过 3 个月的戴氏痛风治疗，关节内的尿酸结晶基本溶解清除，行走自如，血尿酸降到 348.5μmol/L，近两年没有复发，病人感动地说，是戴医生给了我第二次生命。

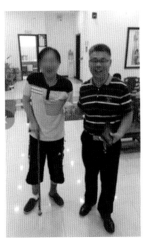

痛风病人治疗前（血尿酸 792μmol/L）

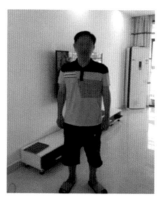

痛风病人治疗后（血尿酸最终降到 348.5μmol/L）

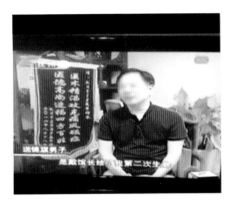
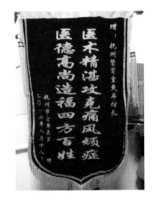

痛风病人盛赞戴军痛风专科

　　痛风石是痛风发展到比较严重时的产物，沉积在关节和皮下等处的尿酸结晶积聚到一定程度后凸出形成结石，表现为关节畸形、肾结石、皮下结石，痛风治疗光止痛、降酸是不够的，还必须将体内的尿酸结晶溶解并排出体外，临床上目前缺乏既能溶石又安全的方法和产品，但戴军痛风专科采取非手术的综合性治疗方法，可以很好地解决部分患者的痛风石问题，值得进一步探讨。

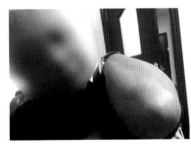
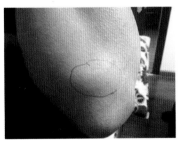

痛风病人治疗前肘关节皮下痛风石（5cm×4cm）

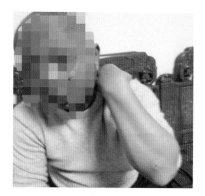

治疗 10 天后痛风石变软缩小

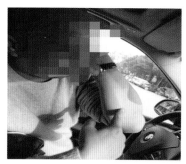
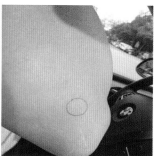

治疗 20 天后痛风石缩小成 1.5cm×1.5cm

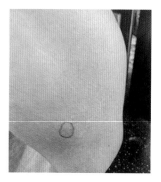
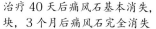
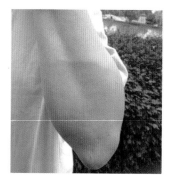

治疗 40 天后痛风石基本消失，手触只能隐约感到米粒大小的小块，3 个月后痛风石完全消失

4. 痛风患者健康教育和管理

2017 年 9 月在贵阳举行的中国医师协会风湿免疫科医师分会年会上，包括北京协和医院专家在内的诸多专家都感到一个共同的问题，就是大部分痛风患者，甚至很多医生，对痛风及痛风带来的严重危害的认识严重不足，患者复诊率低（ 2016 年为 3.9% ），治疗依从性差，平时不能遵医嘱进行工作、饮食和运动的改变，导致病人不能得到彻底的治疗，复发率高，而且病情越来越严重。

戴军痛风专科非常重视健康教育，通过手册、社区义诊、健康讲座、电话、微信、公众号、健康档案、医生上门家访等线上线下多种形式进行痛风的知识宣传和患者的跟踪服务。此外，还特别注重家属的知识教育和宣传工作，动员家属一起做痛风病人的思想工作，鼓励病人树立战胜疾病的信心，督促病人调整自己的饮食结构和运动方式，收到了明显的效果。

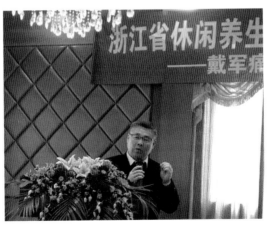

戴军医生应邀进行痛风专题讲座

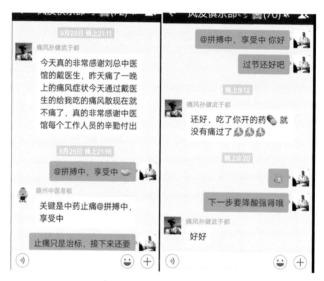

痛风微信群里的跟踪服务

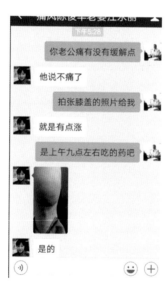

戴军医生与病人家属进行沟通

5. 流行病学调查

戴军痛风专科还非常重视流行病学调查，根据调查结果分析当地痛风发病率高的原因，然后针对性地对患者和家属进行健康教育。

一般认为，痛风高发地是海鲜多的沿海地区，是富人病，但通过多年的实际工作，戴军医生发现，山区里的老百姓同样也易发痛风，其原因与百姓饮食习惯有密切的关系。比如，山区海鲜少，但山区人喜欢吃牛杂、猪内脏，喜欢喝酒（包括白酒、米酒），也喜欢喝含糖饮料，农村里还喜欢吃炒豆子、炒花生米，加上打麻将、上网熬夜等等，这些都是山区百姓容易得痛风的因素。

因此，笔者建议在给群众进行健康教育时，特别提醒大家要注意这些问题，改变自己的饮食习惯，防止痛风的发生和发展。

参考文献

［1］中华医学会风湿病学分会.2016 中国痛风诊疗指南［J］.中华内科杂志，2016，55（11）：892-899.

［2］ZY/T001.1-94.中医内科病证诊断疗效标准［S］.

［3］张明，王一飞.痛风的中西医结合治疗［M］.北京：科学出版社，2017.

［4］何青.高尿酸血症［M］.北京：人民卫生出版社，2013.

［5］徐蕾.痛风中医特色疗法［M］.北京：人民军医出版社，2013.

［6］徐长松.痛风中西医特色疗法［M］.北京：人民军医出版社，2015.

［7］张奉春.痛风饮食调养一本就够：降尿酸减疼痛不复发［M］.北京：化学工业出版社，2017.

［8］田新平，曾小峰.加强痛风的长期规范化管理改善痛风患者的长远预后［J］.中华内科杂志，2016，55（11）：829-830.

［9］罗花卉，方卫纲，左晓霞，等.我国痛风患者临床特点及诊疗现状分析［J］.中华内科杂志，2018，（1）：27-31.

［10］戴军．中药熏蒸加外敷治疗急性痛风性关节炎的体会［A］．第七届中医特色诊疗国际学术年会暨海峡两岸中医药经验交流会论文集［C］．2014.

［11］戴军．普乐菲痛风全自然疗法与健康管理——治愈痛风新模式［A］．中国中医药研究促进会医养结合分会2018学术年会论文集［C］．2018.

［12］方心研究所"双防"科研组．"双防"抗癌之路——解读抗癌院士和抗癌明星"防转移防复发"的秘笈［M］．香港：当代中国艺术出版社，2014.